看護管理 まなびラボ BOOKS

看護師・医師を育てる

経験学習支援

認知的徒弟制による **6** ステップアプローチ

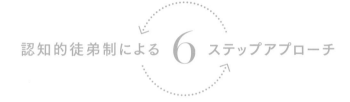

松尾 睦
青山学院大学経営学部教授

築部卓郎
神戸赤十字病院副院長・心臓血管外科部長

医学書院

《看護管理まなびラボ BOOKS》
看護師・医師を育てる経験学習支援
—認知的徒弟制による6ステップアプローチ

発　行　2023年2月1日　第1版第1刷ⓒ
　　　　2024年8月15日　第1版第2刷
著　者　松尾　睦・築部卓郎
発行者　株式会社　医学書院
　　　　代表取締役　金原　俊
　　　　〒113-8719　東京都文京区本郷1-28-23
　　　　電話　03-3817-5600（社内案内）
印刷・製本　アイワード

導く人がなければ、どうしてわかりましょう

（新約聖書［新改訳］使徒の働き8章31）

　これまでの研究では、人材が成長する上で「経験から学ぶこと（経験学習）」が重要であり、優れた指導者は、部下・後輩の経験学習を支援していることが明らかになっています。本書は、「看護師・医師が経験から学ぶとき、指導者がどのように支援したらよいか」を認知的徒弟制の観点から解説します。

経験学習支援にまつわる悩み

　経験学習の重要性については、皆さんも実感されているものと思います。しかし、いざ指導者の立場になると、部下・後輩の経験学習を支援する具体的な方法については、頭を悩ませているのではないでしょうか？現場から寄せられる代表的な悩みや疑問は、次の3つです。

1. さまざまなコーチングやOJTの方法が提唱されているため、その違いや効果、どれを適用すればよいかわからず、「モヤモヤ」した気持ちになり、迷ってしまう
2. 新人や中堅、管理職など、さまざまなキャリア段階にある者に対して、それぞれどのように指導方法を変えたらよいかがわからない
3. 教える方法だけでなく、実践の中で「自分で考える力」を高める指導方法が知りたい

　本書は、こうした悩みや疑問に答えることを目的としています。

なぜ「認知的徒弟制」なのか

　冒頭で、本書は経験学習をどう支援するかを「認知的徒弟制」の観点から解説すると述べました。では、その認知的徒弟制とは一体何なのでしょうか。認知的徒弟制の「認知的」とは「考える力（認知能力）を鍛える」ことを、「徒弟制」は「職場で訓練する」ことを意味しています。「徒弟制」という言葉に抵抗を感じる方がいらっしゃるかもしれませんが、この用語には「実践の場で、経験豊富な人が、経験の浅い人を指導する」という意味が込められています。認知的徒弟制は、実践共同体論や状況的学習論（状況に埋め込まれた学習論）とも関わりが深い「職場における学習理論」です（実践共同体論や状況的学習論については、本編で述べます）。

　認知的徒弟制という理論が登場した背景には、2つの課題があります。1つは、「高度な認知能力を必要とする複雑で多様な頭脳労働」が増えてきたということです。もう1つは、そうした能力を研修等での学習だけで訓練することに限界があるということです。これらの課題は、医療の現場にも当てはまるのではないでしょうか。高齢化に伴う疾病構造の変化や医療技術の高度化・複雑化に伴い、これまで以上に「考える力」を「職場で鍛える」ことが求められています。こうしたことからも、「医療プロフェッショナル」である看護師や医師を「職場で育成」する際に、認知的徒弟制による指導が有効であるといえます。

　認知的徒弟制の詳細は、「第1章　経験学習を支援する認知的徒弟制：概要」（▶p.2）と「第2章　経験学習を支援する認知的徒弟制：理論」（▶p.13）で説明しますが、その基本は次の6ステップによる指導です。すなわち、

❶ 仕事をやって見せる（モデル提示）

❷ 仕事をやらせてみてアドバイスする（観察と助言）

❸ 一人立ちできるよう徐々に支援を少なくする（足場づくり）

❹ 考えていることを言葉にするよう促す（言語化サポート）

❺ 振り返らせて、自分の強みや弱みを理解させる（内省サポート）

❻ 学習者が独力で新しい問題を解決するよう促す（挑戦サポート）

という指導方法です。

このアプローチのメリットは次の3点です。

1. コーチングやOJTに関するモヤモヤ（さまざまな方法の違いや効果、どれを適用すべきかよいかという疑問）を整理できる

2. 新人や中堅、管理職など、いずれのキャリア段階にある者の指導にも使える汎用性の高いモデルである

3. 職場という実践の中で「認知能力」を鍛えるのに適している

そうです。先ほど挙げた3つの悩みや疑問を解消してくれる指導方法が認知的徒弟制なのです。まず、6ステップの指導方法には、これまでにいろいろな人が提唱してきたコーチングやOJTの手法が入っていますので、頭の中を整理することができます。そして、6ステップの比重や指導のポイントを調整する必要はあるものの、新人を育てる際にも、中堅を指導する場合にも、管理職に昇進した人を教えるときにも応用できます。さらに、上記6ステップ内の「❹言語化サポート」「❺内省サポート」「❻挑戦サポート」からもわかるように、「自分で考える力」を鍛えることを通して、学習者の「自己成長感」や「自ら学ぶ力」を高めることができる指導です。

なお、本書では、「指導者」と「学習者」という用語を使いますが、指導者は「指導する立場にある人」を指し、学習者は、新人や中堅、新任管理職といったキャリアに関係なく「学ぶ側の人」を意味します。

本書を読んでいただきたい方

認知的徒弟制は、新人や中堅、管理職など、異なるレベルの人材を指導

するときにも効果を発揮します。本書は、そうした方々を指導する役割を担う、次のような方に読んでいただきたいと思っています。

- 新人看護師を指導するプリセプターや、研修医を指導する医師（一人立ちできるようになった3〜5年目の看護師や医師）
- 中堅の看護師や医師を指導するベテランの看護師・医師（信頼感・安定感をもって仕事ができる中堅の看護師や医師）
- 職場の人材育成の責任を負う管理職（副看護師長、看護師長、医局長など）

　本書では、こうした指導的立場の人たちを対象に、認知的徒弟制の観点から経験学習支援の方法を解説します。自ら考え、学ぶ力を持った部下や後輩を育てるためのヒントになれば幸いです。

本書の流れ

　ここで、本書の流れを紹介します。

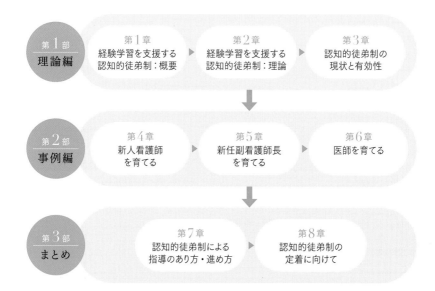

　第 1 部は、理論編です。第 1 章では、経験学習支援の課題と、それを解決するための認知的徒弟制についての大枠を示します。第 2 章では、認知的徒弟制の考え方やこれまでの研究を解説し、第 3 章では、看護師や医師に対する質問紙調査を基に、認知的徒弟制による指導の現状と有効性を検証します。

　第 2 部は、事例編です。第 4 章では、新人看護師がプリセプターから受けた指導を、第 5 章では、新任副看護師長が看護師長や先輩副看護師長から受けた指導を、第 6 章では、心臓血管外科医が上級医・指導医から受けた指導を、認知的徒弟制のモデルに沿って紹介します。

　第 3 部では、これまでの内容をまとめます。第 7 章では、本書全体の内容を整理・要約し、第 8 章では、認知的徒弟制の定着に向けた実践への応用例を紹介します。

　それでは、前置きはこのあたりにして、本編に入りましょう。

第1部 理論編

ブックデザイン●高岩美智＋遠藤陽一（デザインワークショップジン）

理論編

第 1 章

経験学習を支援する
認知的徒弟制：概要

　本章では、基本となる理論モデルである「経験学習サイクル」と「認知的徒弟制の 6 ステップ」を解説します。よい指導とは、部下や後輩が自ら経験学習サイクルを実践できるように支援することです。そして、認知的徒弟制に基づく指導は、経験学習を支援するのに役立ちます。

1.1 人材成長を決める経験学習

　人材育成の世界では、「70：20：10 の法則」という有名なモデルがあります[1]。この法則によると、人材の成長の 70％は仕事経験によって、20％は他者（上司・先輩）からの指導によって、10％は研修等によって決定されます。このとき、「他者からの指導（20％）」や「研修（10％）」が人材成長に与える影響度合いは、一見すると小さいように感じるかもしれません。

　しかし、図 1-1 に示したように、上司・先輩からの指導や研修から学んだことを自分の仕事に生かすことで、仕事経験からの学びをより大きくすることができます。つまり、**「仕事経験」と「他者からの指導」をセットにした「職場における経験学習支援」は、人材成長の 90％を決定し、さらに、職場における経験学習支援をサポートする「研修」も人材育成を進める上で重要な役割を果たす**といえます。

　看護師の経験学習プロセスを検討した研究によれば、「難しい症状を持つ患者・家族の担当」「患者・家族とのポジティブな関わり」「患者・家族とのネガティブな関わり」「患者の急変・死亡」「困難な仕事や業務改善」「職場での指導的役割」「職場の同僚との関係」といった仕事経験が、看護

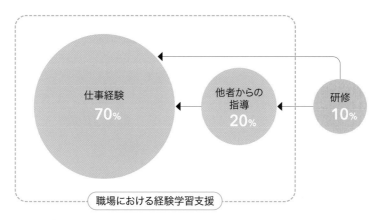

図 1-1 │「70：20：10 の法則」と経験学習支援

Lombardo, M. M. and Eichinger, R. W. (2010). The Career Architect: Development Planner, 5th ed. Lominger International. を基に作成

師の成長と関係しています[2]。しかし、こうした経験を積んだからといって、人が自動的に成長するわけではありません。

　デイビッド・コルブ（David Kolb）[3] によれば、図 1-2 に示したサイクルに沿って、人は経験から学びます。すなわち、何らかの「経験」をし、その内容を「内省」し、そこから「教訓」を引き出して、次の状況に「応用」するという 4 つのステップを踏むことを通して学ぶというモデルです。

　例えば、患者からクレームを受けるという「経験」をしたケースをこのサイクルに当てはめてみましょう。自分と患者とのやり取りを「内省」し、なぜクレームにつながったかという理由を考えることで「教訓」を引き出して、別の患者をケアする際に、その教訓を「応用」することで、同じようなクレームが起こるのを防ぐことができます。

　皆さんは、この経験学習サイクルを回しているでしょうか。実際には、「経験→内省」「内省→教訓」「教訓→応用」という各ステップに「カベ」があります。

　例えば、「経験しても、それを振り返らない」。すなわち「振り返りのカ

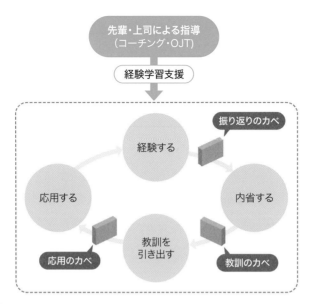

図 1-2 │ 経験学習支援としてのコーチング・OJT

Kolb, D. A. (1984). Experiential learning: Experience as the source of learning and development. Prentice Hall. を基に作成

ベ」です。忙しい業務環境では、振り返りの時間が取れない、ということはありがちです。でも、経験のしっ放しでは、成長にはつながりません。

　また、振り返りはするものの、失敗を思い出して落ち込んで止まってしまい、教訓を導き出せない、ということもあります。いわば「教訓のカベ」です。私（松尾）自身も日々、振り返りをしますが、すぐに教訓が出てこないことがあります。しかし、これも経験的にいえることですが、一生懸命に考えているうちに、ふっと教訓が出てくるものです。つまり、かなり意識しないと教訓は得られないともいえます。

　さらに「応用のカベ」もあります。振り返って教訓を導き出せても、やっぱり同じ失敗をしてしまうようなケースです。

　これらの「カベ」があるため、どこかのステップで止まってしまい、経験学習サイクルをスムーズに回すことが難しいことが多いといえます。このカベを乗りこえさせてくれるのが、優れた指導者なのです。

1.2 どこか曖昧な経験学習支援

経験学習サイクルは、自分自身で回すことが基本ですが、先ほど紹介した「70：20：10 の法則」（▶ p.3、図 1-1）にあるように、20％は他者からの指導が影響しています。つまり、他者である先輩や上司は、後輩や部下が経験から学ぶことを支援してくれているのです。いわゆるコーチングやメンタリング、OJT（on the job training：オン・ザ・ジョブ・トレーニング、職場訓練）は、職場における「経験学習支援」の手法であるといえます。

よき指導者は、経験学習における「経験のさせ方」「内省のさせ方」「教訓の出させ方」「応用のさせ方」がうまいのです。優れたコーチやメンター、OJT 指導者は、学び手が経験学習サイクルを自分自身で回すのを助けるサポーターといえるでしょう。

ここで問題となるのは、**コーチングや OJT の分野では、さまざまなモデルが提唱されており、理論的な根拠も弱い**という点です。それぞれのモデルや研究は、有益で示唆に富むものが多いのは事実ですが、提唱する人によって、指導の内容やステップがバラバラであり、統一された指導方法があるわけではないというのが現状なのです。皆さんも、コーチングを取り入れようと思って調べたものの、数あるモデルの違いや効果、自分の目的にはどれが適しているのかわからず、迷った経験はありませんか。私たちは、コーチングや OJT の世界の、「曖昧」で「モヤモヤ」した状況を整理整頓する必要があると考えました。

1.3 整理整頓のための「認知的徒弟制」モデル

このような状況を打開し、これまでに提唱されているさまざまな手法を整理整頓する上で、私たちが着目したのが「認知的徒弟制」です。このモ

デルは、学習研究者として世界的に著名なノースウェスタン大学のアラン・コリンズ（Allan Collins）や、ゼロックス研究所のジョン・シリー・ブラウン（John Seely Brown）らによって提唱されたものです[4-8]。認知的徒弟制モデルは、「職場集団に参加することで人は学習する」と考える状況的学習論や実践共同体論[9-11]と密接に関係する、信頼できる理論です（状況的学習論や実践共同体論について詳しくは、▶ p.20）。

　認知的徒弟制の「認知」とは、「人間が物事を知覚・判断・理解・解釈する認知能力を高める」ことに焦点を当てており、「徒弟制」は、職場において「経験豊富なメンバーが経験の浅いメンバーを指導する」ことを意味しています（図1-3）。徒弟制は昔から人材育成に用いられてきた手法ですが、認知能力を使う「知識労働・頭脳労働」が増え、習得すべきことが複雑化・高度化するにしたがい、伝統的な徒弟制だけでは限界が出てきました。

　例えば、クライアントが抱える問題を診断し、解決策を提供するコンサルタント、IT プロフェッショナル、医療プロフェッショナルを育成するためには「認知能力の向上」にフォーカスした指導が必要になります。そこで登場したのが「認知的徒弟制」です。簡単にいえば、**「高度な認知能力を必要とする仕事の進め方を、経験者が非経験者に指導する方法」**です。これまで、教育分野だけでなく、高い認知能力を必要とする医療の専門家育成にも活用されてきました（医療分野における認知的徒弟制のプログラムについては、▶ p.26）。

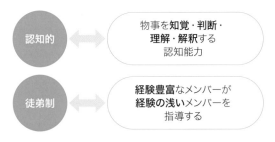

図1-3 | 認知的徒弟制の意味

　これまでさまざまなコーチングやメンタリング、OJT の方法が提唱されてきましたが、それらを統合したモデルが認知的徒弟制であるといえるでしょう。言い換えると、**「育て上手」と呼ばれる指導者の方法を構造化すると認知的徒弟制モデルに集約される**と考えられます。皆さんが習得してきた指導方法を、認知的徒弟制の観点から「整理」し、「意味づける」ことができるはずです。

1.4　汎用性の高い認知的徒弟制

　本書は、病院組織の中核をなす専門職である看護師と医師に焦点を当て、認知的徒弟制に基づく指導をどのように進めていくべきかを解説することを目的としています。その際、新人や若手だけでなく、中堅クラスの看護師・医師をどのように育成するかについても検討します。

　スチュアート・ドレイファス（Stuart E. Dreyfus）[12] の熟達モデル（図1-4）によれば、人は「初心者→見習い→一人前→中堅→熟達者」という

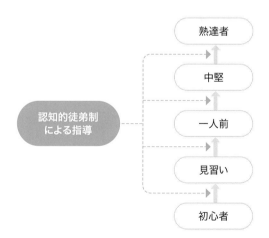

図 1-4 | ドレイファスの熟達モデルと認知的徒弟制

Dreyfus, S. E. (1983). How expert managers tend to let the gut lead the brain. Management Review, 72,56-61. を基に作成

順に熟達していきますが、それぞれのステップにおいて認知的徒弟制による指導を応用することが可能です。つまり、**認知的徒弟制は、どのキャリア段階にも活用できる「汎用性が高いモデル」**なのです。

　組織に入りたての新人、数年の経験を積んだ中堅、管理職に昇進したばかりの新任マネジャーは、それまでに経験したことのない仕事に従事します。そうした状況では、経験のある人が、経験の少ない人へ、認知的徒弟制に基づいて指導することが効果的です。先述した通り、認知的徒弟制は6ステップで構成されます。キャリアごとに6ステップの比重や、指導ポイントは変わりますが、基本となる6ステップは共通なのです。

　教える側も、「若手」「中堅」「ベテラン」「管理職」など、さまざまな立場の方がいることでしょう。私たちは本書を通して、そうした方々に、「後輩や部下をどのように導けばよいか」についてのヒントを提供したいと考えています。特に、「新人の教育は充実しているものの、それ以降の教育は手薄になりがち」という声を聞きますが、中堅期以降の人材育成にも活かすことができるのが認知的徒弟制の利点です。

1.5 認知的徒弟制の事例

　認知的徒弟制の詳細は「第2章　経験学習を支援する認知的徒弟制：理論」（▶ p.13）で解説しますが、ここで簡単に概要を説明しておきましょう。認知的徒弟制は、次の6ステップから成ります。

❶**モデル提示**　指導者が仕事の進め方を示す
❷**観察と助言**　学習者の仕事を指導者が観察し、アドバイスする
❸**足場づくり**　学習者が一人立ちできるよう徐々に支援を少なくする
❹**言語化サポート**　学習者が考えていることを言葉にするよう促す
❺**内省サポート**　他者と比較させ、強みや弱みの振り返りを促す
❻**挑戦サポート**　学習者が独力で新しい問題を解決するよう促す

　つまり、❶まず指導者が手本を見せた上で（モデル提示）、❷学習者に
やらせて、アドバイスをし（観察と助言）、❸少しずつサポート量を減ら
すことで一人立ちを促し（足場づくり）、❹学習者の考えを言葉にさせな
がら（言語化サポート）、❺仕事ぶりを振り返らせ（内省サポート）、❻新し
い課題にチャレンジさせる（挑戦サポート）という指導です。

　ここで、具体的なイメージを持っていただけるように、認知的徒弟制に
よる指導例を紹介します。以下は、現在、ある大学病院に勤務する看護師
長が、「看護師になって6〜7年目のときに上司から受けた指導事例」で
す。

　私が最初に配属されたのは整形外科病棟でしたが、6年目に呼吸器内科
病棟に異動しました。このときの看護師長さんから受けた指導が私を大き
く成長させてくれました。
　❶モデル提示　　呼吸器内科に移って半年後、私はリーダー業務を任され
ました。チームリーダーは、看護計画を立て、カンファレンスを運営し、
医師との調整も行わなければなりません。いつもポジティブな表現で人と
話し、部下を気遣い、毅然とした態度で医師と交渉している看護師長さん
の様子を見て、リーダーとしてのあり方を学びました。こうしたリーダー
としてのあり方は、自分が副看護師長に、その後、看護師長になったとき
のお手本となりました。
　❷観察と助言　　看護師長さんは、いつもさりげなく私の仕事ぶりを見て
くれていました。例えば、患者や医師との関わり、後輩への指導などです。「私を承認してくれている」「私に期待してくれている」と感じるよう
な声かけをしてくれたのを覚えています。相談したときには、よい点を褒
めてくれた上で、「私でも、できるかもしれない」と思えるような具体的
な指導をしてくれました。
　❸足場づくり　　私の勤務する病院では、5年目まではグループで、6年
目からは個人で看護研究をすることになっていました。肺がん等の患者さ

んの看護ケアについて、不安を抱えつつ1人で個人研究を進める中、看護師長さんが具体的なアドバイスをしてくれました。そして途中からは、「あなたには自分で進めていける力があるよ」と言ってくれ、自分で考える時間をもらって個人で研究をやり切ることができました。

❹ 言語化サポート　看護師長さんは「こう考えてはどうか？」というアドバイスをしてくれることもあれば、「あなたはどう思う？」と質問を投げかけて、私の考えを聞いてくれることもありました。状況に応じて関わり方を変えていたのでしょう。忙しいはずなのに、忙しさを感じさせない態度で関わってくださったので、いつでも相談や質問をすることができました。

❺ 内省サポート　業務を振り返る中で、自分では弱みだと思っていた私の文章力を「これまでいろんなレポートを見てきたけれど、あなたの文章はわかりやすいわよ」と言ってもらえたことで、頑張ろうという気持ちになりました。また、結婚を機にパートの看護師になろうと思っていたとき、「辞めるのはいつでもできるので、もう少し続けて、今後のキャリアを考えてみたら」と言ってもらえて、看護という仕事を意味づけたり、自分のキャリアを考えるきっかけとなりました。

❻ 挑戦サポート　毎年1人しか参加できない8か月間の看護教員養成講習会に看護師長さんから推薦していただき、講習会終了後に、「近い将来、副看護師長のお話が来たときには、断らないで受けてほしい」と言われました。そのときは実感がわきませんでしたが、その後、他の病棟に異動したときに副看護師長のお話をいただきました。自信はありませんでしたが、看護師長さんからの言葉を思い出し、やってみようと思いました。

　認知的徒弟制による指導のイメージを持っていただけたでしょうか。この事例では、看護師長による指導の下、仕事経験を通して、中堅看護師の「看護の専門性（肺がんケアに関する知識）」「リーダーシップ力（医師との関わり、後輩への指導）」「看護観（看護という仕事の意味づけ）」が育まれています。特に、❸足場づくり、❹言語化サポート、❺内省サポート、❻挑

戦サポートの指導によって、「自分で考える力」や「自ら学ぶ力」が鍛えられていることがわかるでしょう。このように、認知的徒弟制による指導は、経験学習を支援する有力な手法なのです。

1.6 認知的徒弟制のメリット

　ここで再度、認知的徒弟制による指導が持つ3つのメリットを強調しておきます。

1. コーチングやメンタリング、OJT に関するモヤモヤ（さまざまな方法の違いや効果、どれを適用すればよいかという疑問）を整理できるモデル
2. 新人や中堅、管理職のいずれの指導にも使える汎用性の高いモデル
3. 職場という実践の中で「認知能力」を鍛えるのに適したモデル

　第一に、後輩・部下指導に関するモデルのモヤモヤを解消できるという利点があります。先ほど紹介した認知的徒弟制の6ステップ（▶ p.8）を見ると、「どこかで見たような」「どこかで読んだような」「自分も実践している」と感じた方が多いことでしょう。しかし、6ステップ全体を網羅しているモデルはあまり見たことがないはずです。認知的徒弟制の6ステップは、さまざまなコーチングやメンタリング、OJT の手法をすっきりと整理して理解するのに役立ちます。

　第二に、認知的徒弟制は、新人や中堅、管理職の指導など、対象者がどのようなキャリア段階でも使えるという利点があります。ドレイファスのモデルの「初心者→見習い→一人前→中堅→熟達者」という階段において、どこを昇るときにも使える「汎用性の高い」経験学習支援法が認知的徒弟制です。本書の第4章では「新人看護師」（初心者・見習いから一人前へ）、第5章では、「新任副看護師長」（中堅から管理職へ）、第6章では、

「心臓血管外科医」（初心者から中堅へ）に焦点を当てて、認知的徒弟制による指導の具体例を紹介します。

　第三の特徴として、認知的徒弟制は、職場という実践の場において人材の「認知能力」を鍛えるのに適しています。すでに述べたように、この理論は、「人は実践に参加することで学ぶ」と考える状況的学習論や実践共同体論（▶ p.20）をベースに提唱されています。高度化・複雑化する医療実践の場で、看護師・医師の「考える力」を向上させるために、認知的徒弟制は有益な視点を提供してくれるはずです。

第 2 章

経験学習を支援する認知的徒弟制：理論

「第1章　経験学習を支援する認知的徒弟制：概要」で、認知的徒弟制の大枠はおわかりいただけたと思います。本章では、もう一歩進めて、「認知的徒弟制とは何か」「どのように活用されているのか」を詳しく解説します。まず、認知的徒弟制の基本的な考え方について説明した後、教育・医療分野で行われてきた研究を中心に紹介します。その上で、本章に続く章とのつながりを説明します。

2.1　基盤としての伝統的徒弟制

「徒弟制」という言葉を聞いて皆さんが思い浮かべるのは、「職人的な世界における人材育成」ではないでしょうか。実際、伝統的な意味での徒弟制は、職人だけでなく、熟練従業員の訓練[1]、リーダーの育成[2]、医師の育成[3,4]において応用されてきました。伝統的な徒弟制による育成は、次の3つのステップを踏んで行われます[5,6]。

❶**モデル提示**　指導者が仕事の進め方を示す
❷**観察と助言**　学習者の仕事を指導者が観察し、アドバイスする
❸**足場づくり**　学習者が一人立ちできるよう徐々に支援を少なくする

例えば、見習い大工がベテラン大工にノコギリの使い方を教わる場面を想像してみてください。まず、ベテラン大工がノコギリで木を切って、手本を見せます（❶モデル提示）。次に、見習い大工にノコギリを使わせてみて、「そうそう」「力が入りすぎている」などフィードバックします（❷

観察と助言）。そして、未熟な段階では、手本やアドバイス、補助といった「足場」を多めに提供し、上達してきたら支援を少なくし、独力でノコギリが使えるようになるまで指導します（❸足場づくり）。

「❷観察と助言」と「❸足場づくり」は、双方とも助言を提供するという意味でオーバーラップしていますが、「❸足場づくり」の狙いは、徐々にサポートを少なくして「一人立ちさせる」ことにあります。

看護師の注射技術や医師の縫合技術も、同じようなアプローチで指導することが可能です。実は、こうした伝統的徒弟制の3ステップは、認知的徒弟制の一部なのです。つまり、伝統的徒弟制のアプローチは、認知的徒弟制の「土台」になるといえます。

2.2 認知的徒弟制の特徴

認知的徒弟制は、伝統的徒弟制だけでは対応できない「複雑で見えにくい高度な技術」を伝授するために生まれてきました[6]。例えば、注射技術や縫合技術のように観察可能な技術の場合には、伝統的徒弟制の3ステップで教えることができます。これに対し、患者のアセスメント、後輩や部下の指導、他職種との調整、チームマネジメント等、高度な認知スキルを教える場合には、伝統的徒弟制だけでは限界があります。認知的徒弟制の「認知的」という言葉は、こうした抽象的で複雑な業務に必要となる「認知能力」を高めるという意味合いが込められています。

具体的には、前項で紹介した伝統的徒弟制の3ステップに加えて、以下のような3ステップの指導を行うのが認知的徒弟制です[6]。

❹**言語化サポート**　学習者が考えていることを言葉にするよう促す
❺**内省サポート**　他者と比較させ、強みや弱みの振り返りを促す
❻**挑戦サポート**　学習者が独力で新しい問題を解決するよう促す

　「❹言語化サポート」と「❺内省サポート」は、双方とも学習者の考え
ていることを言葉で表現させたり、学習者の能力や熟達レベルを意識的に
把握させるための指導であり、認知的徒弟制の「中核」となる指導です。
まず、学習者の思考内容を言語化させて、その上で、より深い内省を促す
というアプローチです。こうした指導を通して、問題解決できる能力を養
い、独力で新しい目標に取り組むように指導するのが「❻挑戦サポート」
です。

　中堅看護師にチームマネジメントを教える場面を想像してみてくださ
い。まずは、伝統的徒弟制の３ステップによる指導です。

❶指導者が自らチームを率いているところを見せる（**モデル提示**）
❷中堅看護師がチームリーダーとして活動しているところを観察し、
　「あの発言はいいですね」「こういう言い方をしたらどうでしょう」
　とアドバイスする（**観察と助言**）
❸徐々に、中堅看護師が独力でチームを率いることができるように、
　サポート量を減らす（**足場づくり**）

　次に必要なのは、学習者に「考えさせる」認知的な指導です。具体的に
は、

❹「どのような点に気をつけて指導したのか」「悩んでいる点はない
　か」などの質問することで、中堅看護師に語らせる（**言語化サポート**）
❺優れた先輩看護師のチームマネジメントと比較させることで、中堅
　看護師が「できていること」「できていないこと」を理解させる
　（**内省サポート**）
❻しっかりしたマネジメントができるようになった段階で、「より高
　難度の業務改善リーダー」など、レベルの高い目標にチャレンジさ
　せる（**挑戦サポート**）

という指導方法です。

　以上の説明をまとめたのが、図2-1 です。前半部分の「❶モデル提示
→❷観察と助言→❸足場づくり」は、伝統的徒弟制と共通している部分
で、課題が観察しやすい場合に適しています。後半部分の「❹言語化サ
ポート→❺内省サポート→❻挑戦サポート」は、認知的徒弟制に特有のプ
ロセスであり、複雑で観察しにくい課題遂行を指導する場合に有効です。

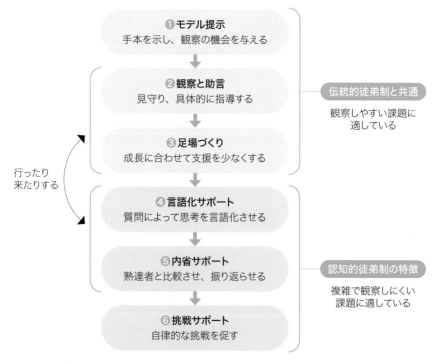

図 2-1 │ 認知的徒弟制に基づく指導プロセス

Collins, A., Brown, J. S., and Holum, A. (1991) Cognitive apprenticeship: Making thinking visible. American Educator, 15(3), 6-11. を基に作成

　このとき、**前半部分（❶❷❸）と後半部分（❹❺❻）が全く切り離され
ているわけではないことに注意してください**。例えば、指導者が、手本を
見せた（❶モデル提示）後で、「あなたはどう思う？」というように学習
者に説明させたり（❹言語化サポート）、「ベテランの A さんとあなたのや
り方を比べてみて、どこが違うかな？」などと内省を促すこともあるで
しょう（❺内省サポート）。

　また、学習者が成長するに従い、徐々にアドバイスや支援を減らして、
独力で業務を遂行できるようになった（❸足場づくり）後には、さらにレ
ベルの高い目標に取り組むように促す（❻挑戦サポート）こともありま
す。このように、**認知的徒弟制の前半部分と後半部分は密接に関係し合っ
ていて、6 つのステップを「行ったり来たりしながら」指導するというの
が実態です**。

　つまり、認知的徒弟制は、伝統的徒弟制をアップデートする形で開発さ
れた手法といえるでしょう。複雑で高度な業務を指導する場合に、前半部
分（❶❷❸）の指導だけでは不十分であり、後半部分（❹❺❻）の指導を
実践することが必要になるのです。

2.4 認知的徒弟制の 6 ステップの用語について

　ここで、用語について補足します。本書では、認知的徒弟制の研究で使
用されている用語を「わかりやすい言葉」に置き換えています。図 2-2
に示したように、オリジナルの用語は、①モデリング（modeling）、②
コーチング（coaching）、③スキャフォールディング（scaffolding）、④アー
ティキュレーション（articulation）、⑤リフレクション（reflection）、⑥エ
クスプロレーション（exploration）です。

　こうした横文字の用語は、内容を想起しづらかったり、誤解を与えるお
それがあるため、よりイメージしやすい用語に変えました。例えば、モデ
リングやコーチングは、心理学や人材開発論において、より広い意味で使

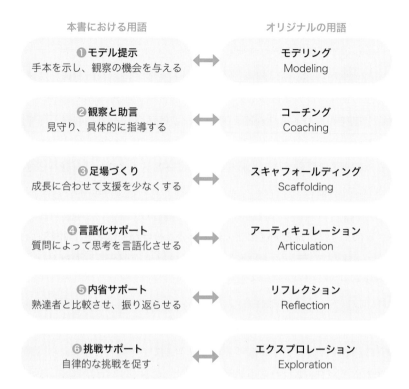

本書における用語		オリジナルの用語
❶モデル提示 手本を示し、観察の機会を与える	⟷	**モデリング** Modeling
❷観察と助言 見守り、具体的に指導する	⟷	**コーチング** Coaching
❸足場づくり 成長に合わせて支援を少なくする	⟷	**スキャフォールディング** Scaffolding
❹言語化サポート 質問によって思考を言語化させる	⟷	**アーティキュレーション** Articulation
❺内省サポート 熟達者と比較させ、振り返らせる	⟷	**リフレクション** Reflection
❻挑戦サポート 自律的な挑戦を促す	⟷	**エクスプロレーション** Exploration

図 2-2 | 本書とオリジナル研究における用語比較

Collins, A., Brown, J. S., and Holum, A. (1991) Cognitive apprenticeship: Making thinking visible. American Educator, 15(3), 6-11. を基に作成

用されていますが、認知的徒弟制では限定された意味で使われています。なお、スキャフォールディングの訳語の定番は「足場づくり」であることから、本書でも採用しました。

2.5 認知的徒弟制と経験学習

次に、認知的徒弟制に基づく指導を、成人教育において重視されている「経験学習」の面から考えてみたいと思います。「第1章　経験学習を支

援する認知的徒弟制：概要」と重複する部分もありますが、認知的徒弟制と経験学習の関係に注目しながら読んでみてください。

図 2-3 に示したのは、コルブが提唱する、代表的な経験学習サイクルです。このモデルによれば、人は、「経験する」→「内省する」→「教訓を引き出す」→「応用する」という 4 つのステップを繰り返すことで経験から学びます[7]（▶ p.20）。例えば、患者とのコミュニケーションを学ぶとき、ある患者から「あなたが担当でよかった」と褒められた経験をし、その後、「どのようなケアがよかったのだろうか」と内省し、「親身になって話を聞いたのがよかったのだろう」という教訓を得て、新しく担当する患者に対しても「傾聴の姿勢を大切にしよう」と得た教訓を応用するという形の学習です。図 2-3 では、この経験学習サイクルに、認知的徒弟制の 6 ステップを重ね合わせてみました。

第一に、学習者は、指導者のお手本を見た後（❶モデル提示）、自分で業務を遂行してみて、指導者から助言を受ける（❷観察と助言）という経験をします。第二に、学習者が頭の中で考えていることを言葉にし（❹言語化サポート）、優れた先輩と自分を比較することを促された結果（❺内省サポート）、「内省→教訓」というステップが深まります。第三に、学習者が進歩するにつれて、徐々に指導者からのサポート量が少なくなり（❸足場づくり）、より挑戦的な業務に取り組むように促されます（❻挑戦サポート）。

こうして考えると、**認知的徒弟制の指導は、学習者が経験学習サイクルを適切に回すための支援となっている**ことがわかります。図 2-3 の三角の破線で囲んだ「内省する」「教訓を引き出す」というステップは、外からは見えにくい「認知的プロセス」であり、この部分と関係するのが、認知的徒弟制の中核である「言語化サポート」と「内省サポート」、およびそこから生まれる「挑戦サポート」です。伝統的徒弟制が扱いきれていなかった「認知能力の向上」にフォーカスを当てているのが、認知的徒弟制の特徴なのです。

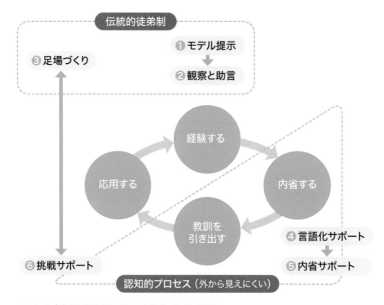

図 2-3 | 経験学習サイクルと認知的徒弟制

以下を基に作成
・Collins, A., Brown, J. S., and Holum, A. (1991) Cognitive apprenticeship: Making thinking visible. American Educator, 15(3), 6-11.
・Kolb, D. A. (1984). Experiential learning: Experience as the source of learning and development. Prentice Hall.

2.6 「実践」と「認知理論」の組み合わせ

ここで理論的背景を説明しておきます。

認知的徒弟制は、「職場において、実践を通して学ぶ」ことを重視する状況的学習論から生まれてきました[8,9]。具体的には、人は、同僚・先輩・上司から成る職場コミュニティの中で、仕事という本物の活動に参加することを通して学ぶという考え方です[10-14]。そして、ある分野についての関心・問題・熱意を共有し、相互に交流しながら、知識や技能を深めていく人々の集団を「実践共同体」と呼びます[15]。

例えば、病院に勤務する看護師は、看護についての関心や情熱を持ちな

がら、実践を通して、看護ケアについての知識や技能を深めているという意味で、実践共同体の中で、状況的な学習しているといえます。

伝統的な徒弟制も状況的学習論に根差してはいますが、認知的徒弟制の特徴は、認知理論を取り込むことで、熟達者が使っている複雑な思考プロセスを言語的に可視化する点にあります[16,17]。**つまり、目に見えにくい知的労働が増えた現在、学習者が簡単に観察することのできない複雑な問題解決の方法を教えるための教育戦略が認知的徒弟制なのです**[18,19]。

後ほど紹介しますが、認知的徒弟制は、初等教育から高等教育におけるプログラムにも応用されており[20]、学習者の「独立した思考および自発的探求」を支援することを重視した点に特徴があります[21]。

2.7 学習内容の順序：3 つの原則

認知的徒弟制による指導を実践する際には、先述した 6 つのステップに加えて、「学習内容の順序」についても配慮する必要があります。つまり、習得させる業務を、どのような順序で教えればよいかが重要になるのです。

図 2-4 の右側に示したように、学習内容の順序には、①「全体から部分へ」、②「単純から複雑へ」、③「単一から多様へ」という 3 つの原則があります[6]。

❶「全体から部分へ」

第一の原則「全体から部分へ」は、詳細なスキルを教える前に、まず業務全体をイメージさせることです。全体から部分という順序で教えることで、学習者は大局的な見地を得ることができ、業務を有意義なものとして認識することができるといわれています[22,23]。

例えば、新人看護師を指導するとき、まず「看護ケアとはこういうもの」というイメージを示し、その後で細かいスキルを教えた方が、業務全

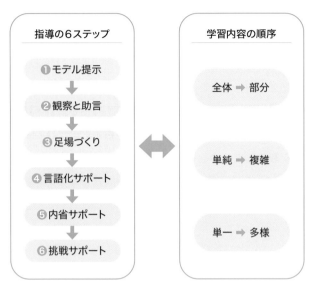

図 2-4 | 認知的徒弟制の 6 ステップと学習内容の順序

体の中の位置づけがわかり、意欲も高まります。「3 年後には、こんなことができるようになってほしいけれど、今はこの業務から始めましょう」というアプローチです。

❷「単純から複雑へ」

　第二の原則「単純から複雑へ」は、教える業務を「単純なものから複雑なものへ」と、徐々に複雑さを増していくという考え方です。

　例えば、職場で起こっている諸問題は、複雑な要因が絡み合って生じていますから、経験の浅い看護師に業務改善の仕事を任せることはできません。まずは基礎看護技術を習得させ、とりあえず 1 人で仕事ができるようになってから、業務改善のような複雑な業務を任せるのが無理のない育成方法です。

❸「単一から多様へ」

第三の原則「単一から多様へ」は、単一の業務から、徐々に多様なスキルが必要となる業務へと移行させていくアプローチです。第二の原則「単純から複雑へ」と似ていますが、1つひとつのスキルは単純であっても、それらのスキルを組み合わせて遂行しなければならないような業務が、多様性の高い業務です。

例えば、重症患者をケアするためには、さまざまなスキルを総動員しなければならないでしょうから、経験の浅い看護師には荷が重すぎます。まずは、1つの業務を任せて、熟達するにしたがって、複数のスキルを要する業務に移行させることで、無理なく学ぶことができるでしょう。

2.8 「体系的な職場コーチング」としての認知的徒弟制

認知的徒弟制の概要説明は以上です。ここで皆さんは「認知的徒弟制とコーチングはどこが違うのか？」という疑問を感じたのではないでしょうか？　結論からいうと、基本的な考え方については、大きな違いはありません。特に、「質問によって学習者自身に考えさせる」というコーチングの特徴は、認知的徒弟制と共通しているといえます[24, 25]。

しかし、これまでの研究では、コーチングのあり方について合意されたモデルはなく、研究者や実践者によって多様なメソッドが提唱されているのが現状です。こうして考えると、認知的徒弟制は、職場におけるコーチングの進め方を理論的・構造的に示しているという点で、「体系的な職場コーチング」のモデルといえます。

図2-4 に示したように、学習内容の手順に関する3つの原則（①全体から部分へ、②単純から複雑へ、③単一から多様へ）を考慮しながら、6ステップ（❶モデル提示、❷観察と助言、❸足場づくり、❹言語化サポート、❺内省サポート、❻挑戦サポート）に沿って指導するならば、優れたコーチン

グを提供しているといえるでしょう。

2.9 認知的徒弟制に関するこれまでの研究

　認知的徒弟制についてご理解いただいたところで、これまでに行われた関連研究を簡単に紹介したいと思います。いずれも海外における研究です。以下では、①教育分野のプログラム、②医療分野のプログラム（指導医を評価する尺度を含む）について説明します。具体的なプログラムを通して、認知的徒弟制についての考え方を深めてください。

❶ 教育分野のプログラム

　教育分野において、認知的徒弟制は、初等教育から成人教育におけるプログラムに応用されています。例えば初等・中等教育では、「科学教育」「マルチメディアデザイン」「討論」といったテーマに関する授業が、認知的徒弟制に基づいて実施されています[26-29]。

　ある高校の「科学」の授業では、次のようなプログラムが提供されています[30]。

> ①実際の科学者が教師となり、遺伝学をテーマにして「自身の考え方を説明」する（**モデル提示**）
> ②ヒントを出しながら生徒自身のアイデアを出すように励ます（**観察と助言・足場づくり**）
> ③生徒の考えを言葉で表現させる（**言語化サポート・内省サポート**）
> ④生徒自身が考えた「仮説」を発表するように促す（**挑戦サポート**）

　このプログラムによって、高校生の概念的知識の獲得が促され、科学的信念が変化したといいます。

　このほか、大学においても「経営学のコンサルティング・プログラム」が、大学院においては「定性的研究プログラム」「助成金を獲得するためのプログラム」等が、認知的徒弟制に基づいて開発されています[11,20,21,31]。特に、大学における教員養成課程においては複数の研究が報告されています[19,32-36]。

　例えば、ある教員養成授業では、次のようなプログラムが実施されました[13]。

　①教室内で生じる困難な状況についてのロールプレイビデオを学習者たちが視聴する（**モデル提示**）

　②対処する自信のない学習者たちは、教員や他の参加者から指導やアドバイスを受ける（**観察と助言・足場づくり**）

　③自信のある学習者たちは、自分の対処法を言葉で説明したり、互いの意見を比較し合う（**言語化サポート・内省サポート**）

　④セッションを継続する中で、参加者たちは困難な状況に対処する解決策を探求する（**挑戦サポート**）

　注目したいのは、対面でのプログラムだけでなく、ウェブあるいはコンピュータを用いて、認知的徒弟制プログラムが開発されているという点です。ウェブやコンピュータを使うと、学習者が徒弟として学べるような疑似的な学習環境を構築することが可能なのです[37]。例えば、初等教育では、小学 5 年生向けの討論プログラムが[29]、大学における教員養成課程では、教育実習生や着任前の教師向けプログラムが[34,35]、大学院では、統計学習プログラム[38] が開発されています。

　ある「教育技術を学ぶプログラム」は次のような流れで構成されています[32]。

　①テキスト、デジタルビデオ、アニメーションを用いて教育技術の方法を紹介する（**モデル提示**）

②学生の質問に対しては、電子メールやインスタント・メッセンジャーを用いて教師が答える（**観察と助言・足場づくり**）

③学生は、ブログおよび電子メールで自分の思考を明確化し（**言語化サポート**）、その内容を批判的に内省する（**内省サポート**）

④そのうえで、学生は、新しいアイデアや観点を探求する（**挑戦サポート**）

なお、初等・中等・高等教育に比べて、成人教育の分野における認知的徒弟制の研究は限られており、「歴史教育や文章執筆法」[39]、「図書館の使用方法プログラム」[40]などが実施されているにすぎません。つまり、学校を卒業した働く社会人を対象としたプログラムについては、研究が少ないのが実情です。

❷ 医療分野のプログラム

次に、医療分野におけるプログラムについて説明します。この分野において、認知的徒弟制モデルが初めに導入されたのは看護研究であり、次に医学生教育に用いられるようになりました[41]。

医療分野では、臨床現場、オンライン、シミュレーションといった多様な教育環境において認知的徒弟制モデルが使用されていますが[42]、このように浸透してきた理由の1つは、医療分野の人材の多くが「徒弟制」によって育成されてきたことが挙げられるでしょう[43]。

例えば、看護実習において看護学生が教師と話し合うことができるモバイル機器を使用し、次のような「患者とのコミュニケーション教育プログラム」が開発されています[44]。

①看護学生は、熟達した看護師による患者とのコミュニケーションのあり方についてのビデオを見たり、自身が患者役となった模擬対話における指導看護師のコミュニケーションを録音して聞き返す（**モ**

デル提示）

②看護学生は、実習時に参加した活動について、「振り返りレポート」をモバイル機器を通して提出し、それに対し指導看護師がアドバイスする（**観察と助言**）

③看護学生の学習状況や進歩に応じて、指導看護師によるサポート量を減らし、自主的活動を促す（**足場づくり**）

④看護学生は、デバイス上に設けられたディスカッション・フォーラムに、提示されたテーマについて自身の考えを書き込み、指導看護師がサポートする（**言語化サポート**）

⑤看護学生は、デバイスを通して「振り返りレポート」を提出し、指導看護師がアドバイスを与えたり、質問する（**内省サポート**）

⑥看護学生は、アプリを用いて概念図を書きながら、患者が抱える問題の関係性を評価・分析し、自分の学習状況や、今後学習すべきことを理解する（**挑戦サポート**）

　この他にも、ダミーの患者を使用した身体的評価[45]や、看護師の臨床スキルについて、マルチメディア技術を利用した認知的徒弟制プログラムが開発されています[46,47]。

　一方、医学教育では、臨床研修期間における医学生 21 名に対する質的研究に基づき、①医学生が認知的徒弟制における 6 つの指導全てを体験したことや、②「足場づくり」「内省サポート」「挑戦サポート」に比べ、「モデル提示」「観察と助言」「言語化サポート」が多かったこと、③指導者の教えるための時間とスキルの欠如という問題が存在することが明らかにされています[48]。

　また、集中治療室内の患者回診に認知的徒弟制を導入したところ、医学生の姿勢が、「静観者ではなく、自分で考える存在」に変化したという報告[49]や、認知的徒弟制モデルを用いたオンラインによる「放射線画像の診断」教育プログラムなども開発されています[50]。

　ここで注目したいのは、認知的徒弟制に基づいて「指導医を評価する測

定尺度」が開発されていることです[51]。この研究では、認知的徒弟制の6要素に「学習環境」という新しい要素を加えた7つの次元によって、指導医の教え方を評価しています。その後、この尺度をベースにして、「モデル提示」「観察と助言」「言語化サポート」「挑戦サポート」「学習環境」の5次元から成る「マーストリヒト臨床教育評価票」（MCTQ）が開発され[52]、さまざまな研究で用いられています[53,54]。

　なお、先述した教育分野の研究（▶p.24）と同様に、医学分野の認知的徒弟制研究においても、職場における医師育成の研究が少ないのが現状です。これまで、精神医学の卒後研修[55]や、研修医を対象にした研究[56]が報告されていますが、その数は限定されています。

2.10 研究の整理と第3章以降の内容

　本章では、認知的徒弟制の考え方と、過去の研究を紹介してきました。図2-5は、これまでに報告された研究を整理したものです。縦軸は、プログラムが提供される状況が「職場」か「教室」かを示しており、横軸は、プログラム提供の方法が「対面方式」か「オンライン（ウェブorコンピュータ）方式」かを示しています。

　これまでにも指摘してきたように、認知的徒弟制に基づく教育プログラムは、初等から高等教育の学生を対象にした教室中心のプログラムが多いのに対し、「職場で働く従業員を対象にした研究」は少ないという課題があります。しかし、認知的徒弟制は、そもそも職業人を養成するための考え方であることを考慮すると、この現状は、大きな問題であるといわざるをえません。

　こうした研究上の課題に対応するため、この後の「第3章　認知的徒弟制の現状と有効性」から「第6章　医師を育てる」では、看護師および医師に焦点を当て、「職場における認知的徒弟制に基づく指導の有効性・現状・事例」を検討します。具体的には、看護師・医師に対して行わ

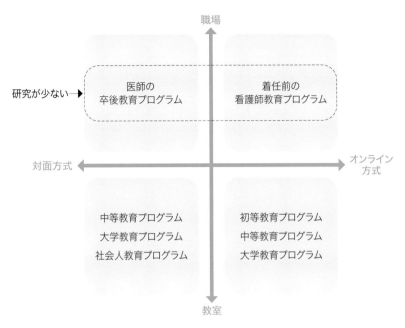

図 2-5 ｜ 認知的徒弟制研究の整理

れている認知的徒弟制について、次の 3 点を解明します。

1. 有効性：認知的徒弟制は、「どのような効果」があるのか？
2. 現状：認知的徒弟制は、「どの程度」実施されているのか？
3. 事例：認知的徒弟制は、「どのように」実施されているのか？

　「有効性」と「現状」については、「第 3 章　認知的徒弟制の現状と有効性」において、看護師・医師に対して実施した質問紙調査を基に検討します。「事例」は、「第 4 章　新人看護師を育てる」「第 5 章　新任副看護師長を育てる」「第 6 章　医師を育てる」（ここでの医師は、心臓血管外科医）において紹介します。

認知的徒弟制の
現状と有効性

　前章（「第2章　経験学習を支援する認知的徒弟制：理論」）では、認知的徒弟制の基本的な考え方と、教育・医療分野で行われてきた研究について解説しました。本章では、看護師・医師を対象とした質問紙調査を基に、認知的徒弟制に基づく指導の「現状」と「有効性」を分析します。

　まず、質問紙調査において用いた、①認知的徒弟制に基づく6ステップの質問項目を説明した上で、②6ステップの指導が、看護師や医師の自己成長感に与える影響を明らかにし、③職場における看護師・医師教育の現状を検討します。

3.1　認知的徒弟制を測定する

　認知的徒弟制の6ステップによる指導を把握するために私たちが用いたのは、Stalmeijer ら[1] が医学教育向けに開発した尺度です（「指導医を評価する測定尺度」、▶ p.27）。表3-1 に示したように、この尺度は6ステップの指導をそれぞれ4項目で測定しています。なお、看護師を対象とした調査と、医師を対象とした調査では、文言を少し変えています。

　質問紙調査では、医療組織で働き始めた1〜5年目までの期間において、印象に残った指導者を思い浮かべてもらい、その指導者からどのような指導を受けたかを5段階（全くその通り⑤⇔①全く違う）で評価してもらいました。なお、各項目の主語は「指導者」になります。

　以下では、この尺度の内容を簡単に説明しましょう。

表3-1 | 認知的徒弟制の質問項目

❶ モデル提示
異なる業務・課題をどのように行うべきかを示してくれた

業務・課題を行いながら、何が重要で、なぜ重要かを説明してくれた

業務・課題を行っているところを観察する十分な機会を与えてくれた

私にとってのロールモデル（手本）であった

❷ 観察と助言
私が業務・課題を行っているのを見てくれた

私が業務・課題を実施中・実施後に、建設的で具体的なフィードバックをくれた

私が指導を受けている期間（ローテーションしている間）、建設的で具体的なフィードバックをくれた

改善が必要な仕事の仕方について、より詳しく教えてくれた

❸ 足場づくり
私の経験や能力に合わせて教え方を調整してくれた

私の経験や能力にふさわしい業務・課題に取り組ませてくれた

業務・課題実施中に私が困ったときには支援してくれた

私が一人立ちできるように徐々に指導を少なくしてくれた

❹ 言語化サポート
私の考えや論点を説明するように促してくれた

私の知識やスキルの不十分な点を注意してくれた

私の理解を深めるために質問をしてくれた

私の理解を深めるために、私が質問できるようにしてくれた

❺ 内省サポート
私の強みや弱みについて考えるように促してくれた

私の強みや弱みを改善する方法を考えるように促してくれた

私のやり方とベテラン看護師（ベテラン）のやり方を比較するように促してくれた

看護師（医師）という職業について内省するように促してくれた

❻ 挑戦サポート
私自身の目標を立てるように促してくれた

私自身の目標を達成できるように促してくれた

新しい業務・課題や新しい可能性を探求するように励ましてくれた

私の可能性を広げるように励ましてくれた

指導を受けた時期における自己成長感
上記の指導を受けた結果、あなたは看護師（医師）としてどの程度成長しましたか

注1：❶から❻は Stalmeijer, R. E., Dolmans, D. H. J. M., Wolfhagen, I. H. A. P., Muijtjens, A. M. M., and Scherpbier, A. J. J. A. (2008) The development of an instrument for evaluating clinical teachers: involving stakeholders to determine content validity. Medical Teacher, 30(8), e272-277. に基づき作成

注2：医師を対象とした調査では、用語を多少変更した（「業務・課題→課題」「指導を受けている間→ローテーションしている間」「ベテラン看護師→ベテラン」「看護師という職業→医師という職業」）。

❶ モデル提示

　モデル提示は、「手本を提示し、観察の機会を提供する指導」です。具体的には、業務・課題をどのように行うべきか、何が重要で、なぜ重要かを説明するとともに、指導者が業務・課題を行っているところを学習者が観察する十分な機会を与え、指導者がロールモデル（手本）として行動する点に特徴があります。

☐ 異なる業務・課題をどのように行うべきかを示してくれた
☐ 業務・課題を行いながら、何が重要で、なぜ重要かを説明してくれた
☐ 業務・課題を行っているところを観察する十分な機会を与えてくれた
☐ 私にとってのロールモデル（手本）であった

❷ 観察と助言

　観察と助言は、「学習者を見守り、具体的なアドバイスをする指導」です。学習者が業務・課題を行っているのを見守りながら、建設的で具体的なフィードバックを与え、改善が必要な仕事の仕方について詳しく教えるという内容になっています。

☐ 私が業務・課題を行っているのを見てくれた
☐ 私が業務・課題を実施中・実施後に、建設的で具体的なフィードバックをくれた
☐ 私が指導を受けている期間（ローテーションしている間）、建設的で具体的なフィードバックをくれた
☐ 改善が必要な仕事の仕方について、より詳しく教えてくれた

❸ 足場づくり

足場づくりは、「経験・能力に合わせた段階的な指導」です。学習者の経験や能力に合わせて、教え方や与える業務・課題を調整しつつ、一人立ちできるように徐々に指導を少なくすることに力点が置かれています。

☐ 私の経験や能力に合わせて教え方を調整してくれた
☐ 私の経験や能力にふさわしい業務・課題に取り組ませてくれた
☐ 業務・課題実施中に私が困ったときには支援してくれた
☐ 私が一人立ちできるように徐々に指導を少なくしてくれた

❹ 言語化サポート

言語化サポートは「質問による言語化の促し」です。具体的には、学習者の考えや論点を説明するように促したり、理解を深めるために指導者が質問したり、学習者が質問できるように留意する点に特徴があります。

☐ 私の考えや論点を説明するように促してくれた
☐ 私の知識やスキルの不十分な点を注意してくれた
☐ 私の理解を深めるために質問をしてくれた
☐ 私の理解を深めるために、私が質問できるようにしてくれた

❺ 内省サポート

内省サポートは、言語化サポートとも重複しますが、「看護ケアの振り返りの支援、もしくは診療・治療の振り返りの支援」です。ベテランの看護師や医師のやり方と比較させることで、学習者の強みや弱みを認識させたり、看護師や医師という職業について内省するように促す指導となっています。

□ 私の強みや弱みについて考えるように促してくれた
□ 私の強みや弱みを改善する方法を考えるように促してくれた
□ 私のやり方とベテラン看護師（ベテラン医師）のやり方を比較するように促してくれた
□ 看護師（医師）という職業について内省するように促してくれた

❻ 挑戦サポート

挑戦サポートは、「自立と目標達成を促す指導」です。具体的には、学習者に目標を立てさせ、達成できるように促すとともに、新しい業務・課題・可能性を探求するように励ます点にフォーカスが当てられています。

□ 私自身の目標を立てるように促してくれた
□ 私自身の目標を達成できるように促してくれた
□ 新しい業務・課題や新しい可能性を探求するように励ましてくれた
□ 私の可能性を広げるように励ましてくれた

3.2 質問紙調査の概要

次に、表3-1の質問票を用いた調査データを分析し、「認知的徒弟制に基づく指導がどの程度実施されているのか」「認知的徒弟制に基づく指導は自己成長感にどのような影響を与えているか」を検証します。具体的には、以下の3種類の調査を実施しました。

調査A：看護師調査（急性期病院の若手からベテランの看護師202名）
調査B：看護師調査（大学病院の2年目看護師99名）
調査C：医師調査（若手からベテランの医師：外科医87名、内科医92名）

　調査 A と B は、特定の病院に勤務する看護師を対象としていますが、調査 C は、著者の 1 人（築部）のネットワークを活用して、さまざまな医療機関で働く医師に参加してもらいました。調査 A と C はグーグルフォームを用いて質問に答えてもらい、調査 B は病院看護部を通して質問票を配布・記入・回収する方式をとりました（匿名調査）。

　2 タイプの看護師調査を実施した理由ですが、調査 A の対象は、若手からベテランまで幅広いキャリアを持つ看護師であり、ベテラン看護師ほど過去の想起バイアス（過去の出来事の記憶が不正確になる誤差）が生じる可能性があるためです。その点、調査 B の回答者である 2 年目看護師は最近の出来事を想起しているため、想起バイアスが生じにくいと思われます。両方の調査で同じような結果が得られれば、分析結果の信頼性や妥当性が高いといえるでしょう。

　すでに述べたように、質問票では、国家資格（看護師免許・医師免許）を取得し、医療組織で働き始めた 1〜5 年目（2 年目看護師の場合には最初の 1 年間）までの期間において、印象に残った指導者（2 年目看護師の場合にはプリセプター）を思い浮かべてもらい（必ずしも優れた指導者・指導医である必要はありません）、その指導者からどのような指導を受けたかを 5 段階で評価してもらいました（全くその通り⑤⇔①全く違う）。

3.3　認知的徒弟制は自己成長感を高める

　調査では、「指導を受けた時期における自己成長感」についても評価してもらいました。具体的には、「上記の指導を受けた結果、あなたは看護師（医師）としてどの程度成長しましたか」という質問に対して、5 段階で回答してもらいました（大きく成長した⑤⇔①全く成長しなかった）。

　以下では、認知的徒弟制に基づく指導が自己成長感に与える影響を検討するために行った重回帰分析の結果を説明します（認知的徒弟制に基づく 6 ステップの指導を説明変数、自己成長感を被説明変数としています）。

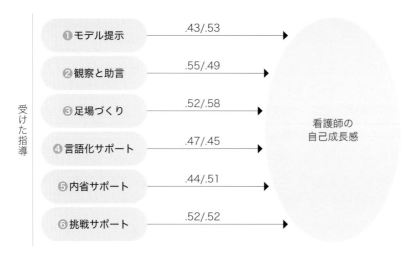

受けた指導

❶ モデル提示 .43/.53
❷ 観察と助言 .55/.49
❸ 足場づくり .52/.58
❹ 言語化サポート .47/.45
❺ 内省サポート .44/.51
❻ 挑戦サポート .52/.52

看護師の自己成長感

図 3-1 | 認知的徒弟制が看護師の自己成長感に与える影響
（調査 A の数値／調査 B の数値）

注：数字は標準回帰係数であり全て 0.1％水準で有意〔多様な経験を持つ看護師調査（調査 A）／2 年目看護師調査（調査 B）〕。分析においては、6 次元全てを独立変数として分析するのではなく、各次元と統制変数を独立変数として 6 回の分析を行った。調査 A では「回答者の経験年数、回答者の性別、指導を受けた時期（1〜5 年）、指導者の性別、指導者の年齢」を統制変数とし、各次元および各次元と指導を受けた時期の交互作用項を独立変数とした。調査 B では、「回答者の性別、指導者の性別」を統制変数とし、各次元を独立変数とした。

　図 3-1 は、2 種類の看護師調査データを分析した結果です。認知的徒弟制に基づく 6 ステップの指導全てが、看護師の自己成長感を高めていました（数字は関係の強さを表す標準回帰係数であり、左側が調査 A、右側が調査 B の値）。つまり、若手時代に「❶モデル提示」「❷観察と助言」「❸足場づくり」「❹言語化サポート」「❺内省サポート」「❻挑戦サポート」に基づく指導を受けた看護師は、その時期に自己成長を感じていたのです。

　次に、医師を対象とした調査 C のデータの分析結果では、図 3-2 に示したように、若手時代に認知的徒弟制に基づく 6 ステップの指導を受けた医師ほど、その時期に自分が成長したと感じる傾向がみられました。

　以上の分析結果は、看護師の育成においても、医師の育成においても、認知的徒弟制による指導が有効であることを示しています。

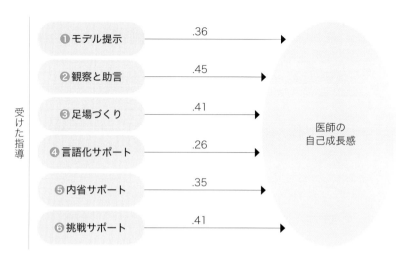

図 3-2 | 認知的徒弟制が医師の自己成長感に与える影響

注：数字は標準回帰係数であり全て 0.1％水準で有意。分析においては、6 次元全てを独立変数として分析するのではなく、各次元と統制変数を独立変数として 6 回の分析を行った。分析では「回答者の経験年数、回答者の性別、指導を受けた時期（1〜5 年）、指導者の性別、指導者の年齢、専門領域（内科・外科）」を統制変数とし、各次元および各次元と指導を受けた時期の交互作用項を独立変数とした。

3.4 認知的徒弟制と指導時期：2〜5 年目においてより有効

　若手からベテランまでの看護師を対象とした調査 A では、「働き始めて 1〜5 年目における指導」を思い浮かべてもらいました。つまり、回答者によって、想起した時期が異なるのです。ここで気になるのは、指導を受けた時期によって認知的徒弟制に基づく指導の有効性に差があるかという点です。つまり、看護師になりたての 1 年目と、業務に慣れてきた 2 年目以降とでは、認知的徒弟制の効果が異なるかどうかです。

　そこで、調査 A において、1 年目の指導を想起して回答した看護師（143 名）と 2〜5 年目の指導を想起して回答した看護師（59 名）を分けた上で、認知的徒弟制の各次元が自己成長感に与える影響を回帰分析によって検討しました。図 3-3 に示したように、両群ともに認知的徒弟制に基づく指導が自己成長を高めていましたが、2〜5 年目の指導において、よ

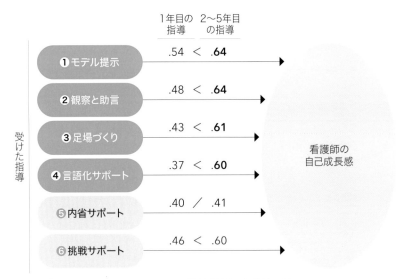

図 3-3 指導を受けた時期による認知的徒弟制の有効性の違い

注：数字は標準回帰係数であり全て 0.1% 水準で有意（1 年目の指導／2〜5 年目の指導）。分析において
は、6 次元全てを独立変数として分析するのではなく、各次元と統制変数を独立変数として 6 回の分析を
行った。「回答者の経験年数、回答者の性別、指導を受けた時期（1〜5 年）、指導者の性別、指導者の
年齢」を統制変数とし、各次元および各次元と指導を受けた時期の交互作用項を独立変数とした。

り強い効果が見られました。つまり、**認知的徒弟制は、1 年目看護師に対
しても有効ですが、業務に慣れてきた 2〜5 年目の時期において、「❶モ
デル提示」「❷観察と助言」「❸足場づくり」「❹言語化サポート」の効果
がより高い**といえます。この結果は、看護師に必要な知識・スキルを習得
するには数年かかり、2〜5 年目は看護師として大きく成長する時期であ
るためだと考えられます。言い換えると、「指導内容を吸収する力」が高
まるのが 2〜5 年目といえるかもしれません。

　一般的に、1 年目の看護師に対する教育には力を入れるものの、2 年目
以降は自主学習に任せるケースが多いようですが、この分析結果によれ
ば、2 年目以降であっても意識的な指導体制を継続することが必要になる
といえるでしょう。

　なお、同様の分析を医師調査データについても実施しましたが、指導時
期による違いは見られませんでした。

3.5 認知的徒弟制と時代： 若手ほどしっかりと指導を受けている

　日本の組織は、伝統的に「背中を見て学べ」という風潮が強い傾向にありましたが、最近になって、「しっかりと教えよう」という流れが見られるようになってきました。そこで、調査Aのデータを用いて、看護師の経験年数によって、認知的徒弟制に基づく指導に違いがあるかどうか分析してみました。つまり、最近看護師になった回答者（経験10年目未満）と、看護師としてベテランの回答者（経験10年以上）では、若手時代に受けた指導に差があるかどうかを統計的に検討しました。

　図3-4に示したように、経験10年未満の若い看護師の方が、10年以上のベテラン看護師よりも、認知的徒弟制に基づく指導を受けているという傾向が見られます。統計的検定（t検定）によると、全ての指導で差があります。この結果は、昔に比べて、最近の看護師教育が改善していることを示しています。逆にいうと、ベテラン看護師が若手だった時代には、認知的徒弟制に基づく指導を受けることが少なかったといえるでしょう。

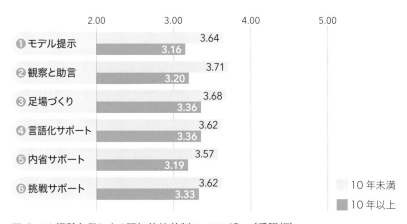

図 3-4 | 経験年数による認知的徒弟制スコアの違い（看護師）

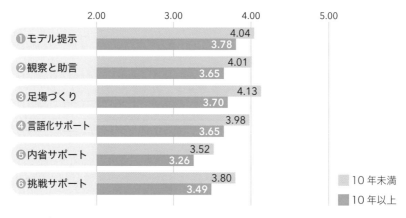

図 3-5 │ 経験年数による認知的徒弟制スコアの違い（医師）

　同様に、医師調査についても、「経験年数10年未満」と「経験年数10年以上」の回答者のスコアを比較してみました。図3-5に示した通り、医師の場合も、経験年数の少ない、つまり若い医師ほど、認知的徒弟制による指導を受けていることがわかります。統計的検定（t検定）では、「❷観察と助言」「❸足場づくり」「❹言語化サポート」「❻挑戦サポート」において差が認められました。

　以上の結果から、看護師・医師の双方ともに、最近になって認知的徒弟制に基づく指導が行われるようになったといえます。
　なお、2年目看護師を対象とした調査Bは、看護部を通して質問票を配布しており、グーグルフォームを通して質問に答えてもらった調査AとCとは調査方法が異なります。このため、単純な平均値の比較は難しいと判断し、調査結果の違いは分析していません。

3.6 認知的徒弟制と診療分野： 内科医の方が手厚い指導を受けている

　次に、医師を対象とした調査 C のデータを用いて、診療分野（内科・外科）によって、認知的徒弟制に基づく指導に違いがあるかどうかを検討しました。看護師の場合には、専門分野が確定していないケースが多いため、こうした分析はしていません。

　図 3-6 を見ると、内科医の方が外科医よりも、認知的徒弟制に基づく指導をより受けていることがわかります。統計的検定（t 検定）では、「❷観察と助言」「❸足場づくり」「❹言語化サポート」「❺内省サポート」において差が見られました。これは、処置や手術に携わる外科医の診療・治療行為が観察しやすく、言語的な指導が少なくなるためだと思われます。しかし、外科医の場合も、診療・治療にあたり、問題の特定、仮説の設定、症状の予測等、認知的能力を用いることが多いことを考えると、認知的徒弟制に基づく指導に力を入れる必要があるといえるでしょう。

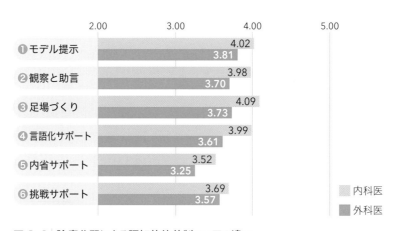

図 3-6 │ 診療分野による認知的徒弟制スコアの違い

3.7 まとめ

　本章では、看護師および医師を対象に実施した3種類の調査データを分析し、認知的徒弟制の有効性および現状について検討しました。分析結果は、以下のように要約することができます。

- 認知的徒弟制に基づく指導は、24項目から成る質問票によって測定できる
- 認知的徒弟制に基づく指導は、看護師・医師の自己成長感を高めている
- 認知的徒弟制に基づく指導は、2〜5年目の看護師の育成においてより有効である
- 経験10年以上のベテランに比べ、経験10年未満の看護師・医師の方が、認知的徒弟制に基づく指導を受けている
- 外科医よりも内科医の方が、認知的徒弟制に基づく指導を受けている

　次章以降では、認知的徒弟制に基づく指導が、具体的にどのように行われているかについての「事例」を紹介します。

第 **2** 部

事例編

第 4 章

新人看護師を育てる

これまで、認知的徒弟制による指導の概要（「第 2 章　経験学習を支援する認知的徒弟制：理論」▶ p.13）、現状と有効性（「第 3 章　認知的徒弟制の現状と有効性」▶ p.30）について解説してきましたが、本章では、2 年目看護師に対する自由記述式調査（第 3 章で紹介した調査 B、▶ p.34）に基づき、認知的徒弟制に基づく優れた指導例を紹介します。「初心者→見習い→一人前→中堅→熟達者」というドレイファス[1)]のモデルでいうと、「初心者・見習いから一人前」に移行する初期段階の指導となります。

4.1　調査について

本章の分析対象は、調査 B を実施した大学病院の 2 年目看護師（99 名）です。調査 A（▶ p.34）とは異なる方法で質問紙調査を実施したため、第 3 章では紹介しませんでしたが、この病院におけるプリセプターの指導は、2 年目看護師から非常に高い評価を得ています。図 4-1 に示したように、認知的徒弟制の 6 つの指導全てにおいて、平均スコアが 5 点満点中 4 点以上です。

この大学病院の 2 年目看護師 99 名の中から、「プリセプターの指導によって大きく成長したと思われる看護師 13 名（女性 8 名、男性 5 名）」を看護部を統括する管理者に選抜してもらい、自由記述調査を実施しました（匿名・任意調査）。質問票では、新人 1 年目を思い出してもらい、認知的徒弟制の 6 つのステップに沿って、プリセプターから受けた指導を具体的に記述するよう依頼しました。

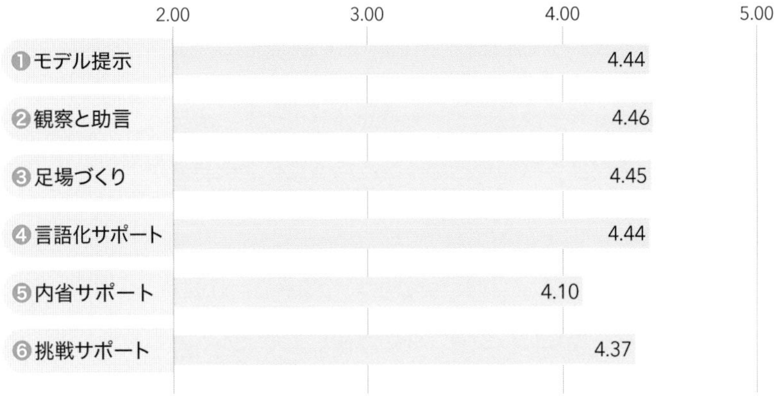

図 4-1 | 某大学病院看護部におけるプリセプター指導の平均スコア

　以下では、2 年目看護師の 1 人である A さん、およびその指導者であるプリセプターのコメントを紹介し、全体のイメージを持っていただきます。その後で、認知的徒弟制の 6 つの指導に沿って、他の事例を紹介します。なお、文体は「です・ます調」で統一しました。

4.2 A さんが受けた指導事例

　A さんは、外科系病棟に勤務している 2 年目の男性看護師です。1 年目の A さんを指導したプリセプターは 4 年目の女性看護師です。A さんは、プリセプターから受けた指導について、以下のように振り返っています。

❶モデル提示　「基本的な説明を受け→手本を見せてもらい→追加説明を受ける」という指導をしてもらいました。初めの頃は、何が何だかわからず「いっぱい、いっぱい」の状態だったので、そうした方法だとスムーズに理解することができました。

　例えば、患者さんをストレッチャーからベッドへ移動させるときには、まず大まかなポイントを教えてもらい、実際に業務を見てイメージがつい

た後で、「こういう場合には、こうするんだよ」とプラスアルファの説明を受ける形です。

❷ 観察と助言　業務を行っている最中だけでなく、ナースステーションに戻った後にも指導がありました。プリセプターの先輩が自分のことをよく見てくれているのがわかるので、安心してのびのびと、自分なりに考えて業務をすることができました。

　例えば、患者さんをストレッチャーからベッドへ移動させた後で、「あの患者さんは自分で動けたから、介助は最小限でよかったかもね」と、患者さんの個別性に応じたケアのあり方を教えてくれたりしました。

❸ 足場づくり　1年目の初めの時期は、いつもプリセプターの先輩が後ろで見てくれていて、助けがほしいときに助けてもらえる環境で仕事をしていました。中期から後期にかけては、徐々に一緒に働く機会が少なくなり、1人で業務をすることが多くなりました。ただ、何かあったときには、他のスタッフやリーダーがサポートしてくれたり、重症患者さんを担当するなどの負荷がかかる業務では、プリセプターさんがフォローしてくれました。

❹ 言語化サポート　実施した業務を振り返るときには、まず「どうしてあの行為をしたの？」と説明を求められたり、プロセスを聞いてくれて、振り返りの最後の方で「こういう場合には、こうした方がいいよ」と改善すべきことについてアドバイスをくれました。思ったことを自由に話せる雰囲気をつくってくれたので、自分の意見を言いやすかったです。

❺ 内省サポート　弱みや問題点を指摘するというよりも、「こうした方がもっとよくなるよ」というフィードバックをくれました。

　例えば、「あなたの長所は物おじせずに人に頼めたり、質問できるところ」と自分の強みについて話してくれた後で、「ただ、人に頼みすぎるのは注意した方がいいかも」とアドバイスしてくれたのを覚えてます。こちらがへこまないような声かけで、「自分でも実践できる方法」を教えてもらうことが多かったです。

❻ 挑戦サポート　1年目の中間面談で、後期の課題を話し合ったのですが、「目標を達成するために何が必要か」「どこまでを達成目標とするか」

を親身になって一緒に考えてくれました。僕の目標は、「患者さんの個別性を考えながら看護計画を立てる」というものでした。患者さんの状態や性格は 1 人ひとり違いますので、それに合わせてケアをするという目標を一緒に考えてくれました。

　この事例に登場するプリセプターは、認知的徒弟制の各ステップにおけるポイントに沿って A さんを指導していることがわかります。前半の「❶モデル提示」「❷観察と助言」「❸足場づくり」では、基本通りに指導しており、後半の「❹言語化サポート」「❺内省サポート」「❻挑戦サポート」では、A さんの強みを引き出しつつ、寄り添いながら導いているのが伝わってきます。

4.3 A さんを指導したプリセプターの声

　ここで、A さんを指導したプリセプター看護師の話を聴いてみましょう。先述の A さんの事例を見せた上で、その舞台裏について語ってもらいました。

　A さんを指導する前年にもプリセプターをしていたので、前年にうまくいかなかった反省を活かしつつ、指導していました。私の病棟では患者さんの「個別性」ということを大事に看護していますが、プリセプター業務も、A さんの個性を考えながら指導するように心がけたのです。
　A さんは「褒めて伸びるタイプ」なので、病棟全体で指導方針を統一して、皆で関わりました。徐々に一人立ちする「❸足場づくり」の指導では、私だけではフォローしきれないため、病棟スタッフの全員が A さんをどう伸ばすかという方針を共有する必要がありました。
　「❹言語化サポート」で、「まず相手の考えを聞いて、最後にアドバイスする」という方法が出てきますが、これは私が 1 年目のときについてく

れたプリセプターさんの指導方法です。私自身、とても話しやすかったので実践しました。やはり、じっくりと聞いてくれると話しやすいですし、最後のアドバイスも自分の中に入ってきやすいと思います。

「❺内省サポート」では、よかった点をフィードバックし、その後で、改善点を伝えるように心がけました。「褒めて伸ばす」という方針がマッチしたのか、Aさんは前向きに改善に取り組んでいました。

「❻挑戦サポート」も「できそうなことはどんどんやらせてみよう」とスタッフ間で話し合っていたので、Aさんは後期の目標もクリアできていました。

余談ですが、私の病院では、年に5回くらいプリセプター会議があります。そこでお互いの指導を共有したり、悩みについて話し合ったのですが、それがとても参考になりました。ここで得た知見や気づきなどを自分の指導に活かしたことを覚えています。

　このコメントを見ると、指導したプリセプターは、Aさんを指導するにあたり、自分だけで抱え込むのではなく、病棟スタッフ全員と指導方針を共有しながら「みんなで育てている」ことがわかります。また、プリセプター会議で、同じ立場の看護師が情報を共有し、学び合う体制も有効だといえるでしょう。

4.4　認知的徒弟制に基づくさまざまな指導例

　次に、認知的徒弟制の6ステップに沿って、参考にしていただきたい指導例を、自由記述調査の回答からいくつか紹介したいと思います。なお、各ステップの内容を確認するためにも、第3章で紹介した質問項目も一緒に示しておきます。

❶ モデル提示

□ 異なる業務・課題をどのように行うべきかを示してくれた
□ 業務・課題を行いながら、何が重要で、なぜ重要かを説明してくれた
□ 業務・課題を行っているところを観察する十分な機会を与えてくれた
□ 私にとってのロールモデル（手本）であった

　モデル提示は、「観察の機会を与え」「業務をどのように行うかを示し」「何が重要で、なぜ重要なのか」を説明する点に特徴があります。事例を見てみましょう。

● 初めて行う手技では、必ず見学の機会を設けるだけでなく、実践の機会があるようにリーダーに依頼し、調整してくれました。

● 初めての看護ケアの際、必要な技法を観察させ、その必要性を伝えてくれました。例えば、尿カテーテル挿入時に、挿入する際の深呼吸の必要性やなぜその患者さんに尿カテーテルを挿入するかを伝えてくれました。

● 何を根拠にケアを行うか、どこを観察すべきかを、将来指導する立場になったときのことまで考えて手本を提示してくれていました。手際がよく、完璧に業務をこなしている姿は新人の手本にするには難しかったですが、将来目指すべき理想像となりました。

● 1日の行動スケジュールや看護技術の手技等について、1つひとつ手順や根拠をわかりやすく説明してもらい、よく理解できました。それにより、根拠をもった行動をとるよう意識する大切さを学びました。

　これらの事例には、プリセプターが業務を遂行する場面の**「観察機会」**を与えた上で、**手技・技法の手順や必要性、その根拠をわかりやすく説明**

しているところに共通点があります。「エビデンス・ベースの看護」を意識しているのが伝わってくる指導です。

❷ 観察と助言

☐ 私が業務・課題を行っているのを見てくれた
☐ 私が業務・課題を実施中・実施後に、建設的で具体的なフィードバックをくれた
☐ 私が指導を受けている期間、建設的で具体的なフィードバックをくれた
☐ 改善が必要な仕事の仕方について、より詳しく教えてくれた

　学習者が業務を遂行している様子を、指導者が観察し、実施中もしくは実施後に建設的なフィードバックを提供し、改善ポイントを指導するのが「観察と助言」です。事例を紹介します。

● 業務を見守ってもらい、「できていること」と「不足していること」を的確にフィードバックしてもらい、課題が達成できるように導いてくれました。

● 部屋の回り方について、1つひとつのことに時間がかかり悩んでいた際、一緒に部屋を回り、どこに時間がかかっているかを確認して助言してもらいました。例えば、採血時に患者さんに体調を聞いて、情報収集の時間を工夫するなどのアドバイスをしてくれました。

● 業務にとりかかる前に手順を確認し、実施中も声かけをしていただきながら業務を行いました。終了後には、eラーニングの教材資料を確認しながら振り返りを行ってくれました。

● 自身の課題のフィードバックにおいて、課題点のみならず、以前と比較し改善できたところを同時にフィードバックしていただいたことにより、

業務に対してモチベーションを落とさず努力を続けることができました。

- 1日の自分の行動を振り返り、ケアのあり方や検査・治療の準備の仕方について、仕事後に「具体的にどう行動すればよかったか」のフィードバックをいただきました。

　上記の事例を見ると、プリセプターは、**業務の「実施中」に声かけや助言するだけでなく、「実施後」にも振り返り**を行っています。また、**「修正すべき課題」だけでなく、「改善した点」もフィードバック**している事例も参考にすべきでしょう。こうした指導をより深く実施するのが「言語化サポート」や「内省サポート」です。

❸ 足場づくり

- □ 私の経験や能力に合わせて教え方を調整してくれた
- □ 私の経験や能力にふさわしい業務・課題に取り組ませてくれた
- □ 業務・課題実施中に私が困ったときには支援してくれた
- □ 私が一人立ちできるように徐々に指導を少なくしてくれた

　学習者の経験や能力に合わせて教え方や課題を調整し、一人立ちできるように徐々に指導を少なくしていく指導が「足場づくり」です。具体的な事例は以下の通りです。

- 新人がわからない状況ではわかりやすく丁寧に説明してもらい、徐々に一人立ちに向けて、「自分で考える」ことを促してもらいました。本当に困っているときに助けてくれるような指導・介入です。

- 業務に慣れてきたらフォローは最小限にして、自分自身で動いていけるような関わり方をしてくれました。

- 3か月ごとに自分の課題や進捗状況をチームに周知し、自立したい看護技術があるときは、その患者を優先的に担当させてもらい、成長できるように支援していただきました。

- アセスメント能力不足が課題としてあり、一度フォローなしで業務を実施するようになりましたが、再度フォローの先輩をつけていただき、アセスメント能力が向上するように支援してくれました。

- 段階別の育成計画を基に、自分のその時期の目標を定めて、その目標に向けて看護業務を経験できるように支援していただきました。

　これらの事例を見ると、**「初めは丁寧にサポートし、徐々に一人で行動できるように」段階的な育成計画を持っている**ことがわかります。特に、「一度フォローを外しても、再度フォローをつける」といった4番目の事例のように、状況を見ながら支援することが大切になります。

❹ 言語化サポート

- ☐ 私の考えや論点を説明するように促してくれた
- ☐ 私の知識やスキルの不十分な点を注意してくれた
- ☐ 私の理解を深めるために質問をしてくれた
- ☐ 私の理解を深めるために、私が質問できるようにしてくれた

　これまで紹介した「❶モデル提示」「❷観察と助言」「❸足場づくり」の次元は伝統的徒弟制と共通する指導ですが、ここからが認知的徒弟制に特有な指導となります。その第一が「考えや論点を説明するように促す」「理解を深めるために質問をしたり、学習者が質問するように促す」言語化サポートです。事例を見てみましょう。

- 1日の終わりに振り返りの場を設けて、自分の中でわからなかったこと

や疑問に思ったことを質問できる時間をとってもらいました。自分が納得できるまで質問につきあってもらえたので、理解を深めることができました。

● アセスメントでつまずいたときに、自分で考えられるように質問をしてくれました。

● 患者さんの状況に関して、私のアセスメントを聞いてから、不十分な点を注意、補足していただきました。また、自分から積極的に意見表出できないときには、自分の考えが説明できるように返答を待ってくれました。

● 自分の行動が結果的に問題となったときに、振り返りを行い、自身がどう思い行動したのかについて考えを引き出してくれて、また、自分の考えを最後まで聞いてくれました。それにより、自分の考えや行動が整理でき、課題に気づくことができました。

● 自分の考えを最後まで話せる環境をつくってもらい、知識やスキルの不足部分は、理解できるまで一緒に考えてくれました。

　これらの事例に共通するのは、**質問をして考えさせるだけでなく、その後で、学習者の返答を待ち、「最後まで話すことができる状況」をつくっている**点です。言語化サポートのポイントは「待つ」ことかもしれません。多忙な臨床現場で待つことは難しいと思いますが、「何を言っても大丈夫」という心理的安全性を感じられる空気を醸成することが言語化を促す上で大切になります。

❺ 内省サポート

☐ 私の強みや弱みについて考えるように促してくれた
☐ 私の強みや弱みを改善する方法を考えるように促してくれた

　言語化サポートをベースにしながら、学習者の能力評価や業務の進め方についてより深く考えさせるのが内省サポートです。「学習者の強みや弱み、それらの改善方法について考えさせる」「ベテランのやり方と比較させる」といった指導に特徴があります。いくつかの事例を紹介しましょう。

● 自分の強みや弱みについては面談のときに一緒に考え、強みを活かしていけるよう促してくれて、「どのような看護師を目指すのか」を踏まえた振り返りを一緒に行ってくれました。

● 自分の弱みである文章作成や時間配分などについてアドバイスいただき、ベテラン看護師のやり方を比較するなどして改善点を指摘してもらいました。

● 自身の強みや弱みについて客観的に評価してくれて、弱みについては改善点をともに考えてくれました。また、他の先輩のやり方や考え方を参考にするように促してくれました。

● プライマリの患者さんへの看護計画立案時は、必要なケア、処置、観察点だけでなく、個別性を踏まえたものになっているか、不足している看護情報や患者さんの希望についても一緒に振り返ってくれました。ポジティブフィードバックも多く、自分の強みを発見できました。

● 自分ができている部分の評価も受けたが、できていない部分は、なぜできていないかについて、詳細に振り返ってくれました。

　質問票には「強み・弱み」とありますが、事例を見ると「できている

点・できていない点」と読み替えることができそうです。このとき、**「強み」や「できている点」について振り返る**ことが欠かせません。また、「弱み」や「できていない点」については、なぜできていないのか、どうしたら改善できるかを**「一緒に振り返る」**ことが大切であることがわかります。

❻ 挑戦サポート

☐ 私自身の目標を立てるように促してくれた
☐ 私自身の目標を達成できるように促してくれた
☐ 新しい業務・課題や新しい可能性を探求するように励ましてくれた
☐ 私の可能性を広げるように励ましてくれた

　指導者が学習者に対し、独力で新しい問題を解決するよう促す指導が挑戦サポートです。具体的には、「目標立案・達成を促す」「新しい課題や可能性を探求することを促す」といった指導になります。事例を見てみましょう。

● 自立に向けての課題を明確にして、確実に自立できるよう、次の目標を達成するために助言してくれました。また、目標達成のために何をすべきか、何を学習すべきかを一緒に考えていただきました。

● 未経験の処置や担当したことのない疾患や術式の患者さんを受け持てるように担当する病室の調整をしてくれました。

● 現状維持になってしまいがちなので、経験を重ねていくにあたり、どのような目標をもったらよいか考えてみるよう促してくれました。

● 定期的に、達成可能な目標を一緒に考えてくれたので、その目標達成に向けて難しく考えることなく、自身のペースで努力を継続することができました。

● 目標を立てたり、評価を一緒に考えてもらい、何が課題なのか、何ができているのかを常にアドバイスしていただきました。

　事例を見ると、未経験の業務を担当できるように調整するなど、「挑戦的な業務を準備」していることに加えて、**新人の抱える「達成可能な課題」について「一緒に」考えている**点に着目したいと思います。「❺内省サポート」と同様に、経験の浅い新人の場合には、「寄り添いながら考えさせる」アプローチが必要になるといえるでしょう。

4.5　まとめ

　これまで紹介した指導事例におけるポイントを、認知的徒弟制の6ステップごとにまとめたものが図4-2です。

　新人看護師を指導するにあたり、「❶モデル提示」では、「エビデンス」を示しながら手本を示し、「❷観察と助言」では、業務の「実施中」だけでなく「実施後」にもアドバイスを与え、「❸足場づくり」では、あらかじめ段階的な育成計画を立てておくことが大事になります。後半のステップに入ると、「❹言語化サポート」では、新人が最後まで話すことができるまで「待ち」、「❺内省サポート」では、強み（できている点）と弱み（できていない点）を新人とプリセプターが「一緒に」振り返り、「❻挑戦サポート」では、新人に達成可能な課題を「一緒に」考えることが重要になります。

　こうした指導のポイントを経験学習サイクルに重ね合わせたものが図4-3です。

　新人看護師が仕事を**「経験する」**際には、エビデンスを示しながら手本を見せ、新人が業務を遂行している途中だけでなく実施後にも助言を与え、段階的計画に沿って徐々に支援を減らし一人立ちを促します。そし

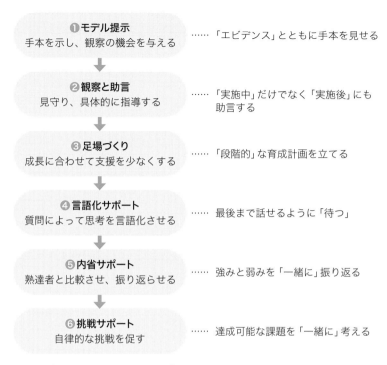

❶**モデル提示**
手本を示し、観察の機会を与える　……「エビデンス」とともに手本を見せる

❷**観察と助言**
見守り、具体的に指導する　……「実施中」だけでなく「実施後」にも助言する

❸**足場づくり**
成長に合わせて支援を少なくする　……「段階的」な育成計画を立てる

❹**言語化サポート**
質問によって思考を言語化させる　……　最後まで話せるように「待つ」

❺**内省サポート**
熟達者と比較させ、振り返らせる　……　強みと弱みを「一緒に」振り返る

❻**挑戦サポート**
自律的な挑戦を促す　……　達成可能な課題を「一緒に」考える

図 4-2 | 新人看護師への指導のポイント

て、**「内省する→教訓を引き出す」**フェーズでは、新人看護師の発言を待ち、一緒に振り返る中で、**「応用する」**段階に向けて次の達成可能な課題を考えさせることが必要です。図 4-3 を見ると、認知的徒弟制による指導は、新人看護師が経験から学ぶことを支援していることがわかります。

　なお、**認知的徒弟制による指導の原理・原則は共通していますが、対象者の経験の度合いに応じて、指導のあり方を調整する必要がある**といえるでしょう。次章では、副看護師長に昇格したばかりの中堅看護師をどのように指導すべきかについて、本章と同じアプローチで検討します。

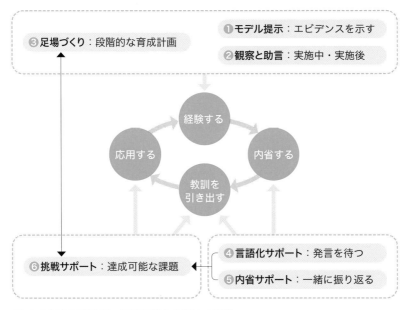

図 4-3 新人看護師の経験学習を支援する指導

新人看護師への指導のポイント

- ☐ ❶モデル提示：「エビデンス」を示しながら手本を示す
- ☐ ❷観察と助言：業務の「実施中」だけでなく「実施後」にもアドバイスを
  与える
- ☐ ❸足場づくり：あらかじめ「段階的」な育成計画を立てておく
- ☐ ❹言語化サポート：新人が最後まで話すことができるまで「待つ」
- ☐ ❺内省サポート：強み（できている点）と弱み（できていない点）を新人と
  プリセプターが「一緒に」振り返る
- ☐ ❻挑戦サポート：新人に達成可能な課題を「一緒に」考える

第 5 章

新任副看護師長
を育てる

「第 4 章　新人看護師を育てる」（▶ p.44）では、新人看護師に対する指導
を検討しましたが、本章では、新しく副看護師長に昇格した看護師を、認知
的徒弟制に基づきどのように指導すべきかについて検討します。「初心者→見
習い→一人前→中堅→熟達者」というドレイファス[1] のモデルでいうと、中堅レ
ベルの看護師が管理職へと移行する中で、どのような指導を受けているかを見
ていきます。

5.1　調査について

　本章の分析対象は、調査 B（▶ p.34）に協力してくれた大学病院で働く
副看護師長です。この病院の看護部を統括する管理者に依頼し、「最近
2〜3 年の間に副看護師長へ昇格した人のうち、管理者として大きく成長
したと思われる看護師」を選んでもらい、自由記述式の調査を依頼しまし
た（匿名・任意調査）。その結果、12 名の副看護師長から回答を得ました
（女性 10 名、男性 2 名、平均経験年数 14.2 年）

　質問票では、「副看護師長に昇格したとき、先輩の副看護師長や看護師
長から、副看護師長の業務を遂行する上で、どのような指導やアドバイス
を受けたか」を、認知的徒弟制の 6 ステップごとに記述してもらいまし
た。

　まず、全体のイメージを持っていただけるように、12 名の副看護師長
のうちの 1 人である B さんの事例を紹介します。その後、認知的徒弟制の
6 つの指導に沿って、他の事例を紹介します。なお、B さんとその指導者
である看護師長さんには、調査後に改めてインタビューを実施しました。

5.2 Bさんが受けた指導事例

　17年目の女性看護師であるBさんは、大学病院の外来に勤務しています。この外来は、20以上の診療科から成り、80名近いスタッフ看護師が働いているのですが、複数の診療科を横断するグループをつくり、看護の質を上げるという取り組みをしています。このような状況の中、Bさんは、当時6名いた副看護師長の1人に昇格した際、看護師長や先輩の副看護師長から、以下のような指導を受けました。

❶モデル提示　副看護師長の業務マニュアルを基に、先輩の副看護師長さんに1週間くらいシャドウイング（注：ロールモデルに同行しながら学ぶ方法）させてもらい、業務をどのように行っているのかを学びました。

　私の働いている外来には、20以上の診療科があるため、患者さんの安心・安全を確保する看護管理を考えなければなりません。スタッフ時代にはわからなかった、診療科を横断するマネジメントの流れを見るよい機会となりました。

❷観察と助言　スタッフの配置や体制について、私が調整した内容を確認してもらい、修正が必要な場合は、そのつど、アドバイスをくれました。

　私は12名のスタッフを管理していましたが、スタッフの休みの日が重なった場合などは、看護体制を計画するのに苦労しました。そんなとき、看護師長さんからは、各スタッフのキャリアや力量に関する情報をもらいながら、「患者さんの安心・安全を確保するための体制づくり」について指導してもらいました。

❸足場づくり　昇格した直後は、スタッフの配置・体制の調整について一緒に考えてもらっていました。1か月くらい経つと自分のスタイルができあがってきたので、徐々に「主体的に取り組んだ結果を見てもらう」という支援に変わりました。慣れてからも、週に1回はスタッフの配置・体制を検討する会議があり、そこでアドバイスを受けることができます。

❹言語化サポート　管理的なことに関して「どのようにすればよいか」という答えのアドバイスを求める私に対して、まずは「あなたはどのようにすればいいと思うか」と質問をしてくれて、私の考えを言語化するように指導してくれました。

スタッフ時代には、質問すれば答えが返ってきたのですが、副看護師長に昇格後は、「どのように対応したんですか」「あなたはどう考えますか」という問いを受けるようになったのです。1日の終わりに、その日の出来事や困ったことを相談・報告する場があるのですが、そこでかなり鍛えられました。

❺内省サポート　外来に勤務する6名の副看護師長が互いの問題や課題を相談し合う定期的なカンファレンスの場（週2回、30分ほど）を設けてくれました。看護師長さんが参加してくれるときもありましたが、他のベテラン副看護師長さんと互いの業務を振り返る中で、自分の強みや弱みに気づく機会になりました。

例えば、私の弱みは「弱音を吐けない」ことなのですが、このカンファレンスでは、互いのつらい部分を共有することができました。また、「スタッフを巻き込んで、ベテランのスタッフを頼りながら管理する」という強みにも気づかせてもらえたことは大きかったです。そのカンファレンスでは、考えさせられるだけでなく、具体的なアドバイスももらうことができました。

❻挑戦サポート　初回（5月）、中間（11月）、最終（2月）と看護師長さんに面談してもらうことで、「看護の質を向上させるために、カンファレンスを充実させる」という自分の目標を達成するために深く考えることができました。「もっとカンファレンスができたのではないか」「もっとこうした指導ができたのに」と、できていない部分にとらわれていましたが、面談時に「あなたには巻き込む力があるのだから、力量のあるスタッフの力を借りながらやればいいじゃない」「自分らしくやりなさい」と、自分の強みに気づかせてもらい、励ましてもらえました。

第 4 章で紹介した新人看護師への指導（▶ p.48）と比べて、「スタッフの配置や体制」「カンファレンスの運営」等、業務内容は高度化していますが、「サポートしつつ、自分で考えて動けるように導く」という認知的徒弟制の基本は同じです。ただし、求められる自主性のレベルがアップしている点や、「看護師長と副看護師長」という 1 対 1 の指導だけでなく、副看護師長同士の学び合いの場があり、実践的なコミュニティ（実践共同体）として機能していることがわかります。

5.3 Bさんを指導した看護師長の声

ここで、B さんを指導した看護師長の声を聴いてみましょう。指導する側としては、以下のような思いがあったようです。

　副看護師長になる前、B さんはチームリーダーをしていたのですが、1 年間、彼女の働きを見て、看護実践力があり、スタッフの強みを見つけて巻き込む力があったので、翌年、副看護師長になってもらいました。

　副看護師長になると、自分の感覚だけに頼らずに、チームづくりや人材育成に関する管理的視点が求められます。そのために必要なことは、「こういうチームにしたい」「このように育てたい」と自分で思考し、言語化して発信することです。ですから、指導においては「あなたはどう思う？」と問いかけることを心がけました。

　副看護師長同士のカンファレンスについてですが、当時 6 名いた副看護師長のうち、B さん以外はベテランが多かったため、キャリアのある管理者から学べる場になってほしいという思いがありました。外来では、いろいろなトラブルや患者さんからのクレームがありますので、そうした事例にどのように対応したのかを振り返り、学びを引き出す場が必要です。

　B さんは看護実践力があるため、「なんでも 1 人でやろう」とする傾向がありました。振り返りの面談では、「巻き込む力があるんだから、もっ

とキャリアのあるスタッフや認定看護師の力を借りながら運営する」こと
に気づいてもらうように重点を置いた覚えがあります。

　私が看護師長を任されている外来は、毎日多くの患者さんが来られて、
10時から15時までは皆が走り回っているような部署です。しかし、
徐々に患者さんの重症度が上がっていることから、看護の質を向上させる
ために、複数の診療科をグループ化し、定期的なカンファレンスを実施し
ようとしています。Bさんは現在、自分の強みである「巻き込み力」を活
かしながら、定期的なカンファレンスの定着に向けて、質の高い看護管理
を実践しています。

　このコメントから、指導する看護師長さんは、Bさんの管理者としての
考える力（認知能力）を、「❹言語化サポート」や「❺内省サポート」に
よって鍛え、Bさんの強みをベースにして「❻挑戦サポート」を提供して
いることがわかります。

5.4　認知的徒弟制に基づくさまざまな指導例

　次に、認知的徒弟制の6ステップに沿って、参考にしていただきたい
指導例をいくつか紹介します。第4章と同様に、6ステップの指導内容を
確認するために、質問項目も一緒に示します。

❶モデル提示

☐ 異なる業務・課題をどのように行うべきかを示してくれた
☐ 業務・課題を行いながら、何が重要で、なぜ重要かを説明してくれた
☐ 業務・課題を行っているところを観察する十分な機会を与えてくれた
☐ 私にとってのロールモデル（手本）であった

　モデル提示は、指導者が手本を見せて、観察の機会を与え、重要ポイン

トを説明する指導です。事例を紹介します。

● ベッドコントロールのあり方を実際の入院調整の場を見せながら教えてくれました。

● スタッフへのポジティブフィードバック、否定的な話題の停止、自分の常識が他者にとっての常識とは限らないことなど、スタッフへの接し方を行動で教えてくれました。

● スタッフとの関わり方について、誰に対しても声を荒らげたりせずに、優しく、必要なことを伝えているところが、自分にとってのロールモデルでした。

● 具体的な方法を記載したツールを用意してくれて、その上で、自分はどのようなことを考え、行っているかを伝えてくれました。例えば、「他部門とどのように関わるか、医師との調整のコツ、スタッフに対するケア、勤務の組み立て方」などについて教えてくれました。

● 看護師長代行業務を行わなければならない際に、特に業務で必要なことを記載した文書を使いながら説明してくれました。

　これらの事例を見ると、副看護師長の業務内容が多岐にわたることがわかります。こうした複雑な業務を教える際には、前項（「5.2　Bさんが受けた指導事例」、▶ p.60）で紹介したBさんの指導者のように「マニュアル」を用いたり、上記の事例にもある「ツール」や「文書」を併用することが有効です。「文書→手本→文書」という流れで指導することで、予習や復習がしやすく、手本のどこを観察すべきかが明確になります。
　また、事例では「スタッフへのポジティブな関わり」が強調されていますが、こうした指導を習得するには、「実際にやってみせる」ことが有効

です。

❷観察と助言

□ 私が業務・課題を行っているのを見てくれた
□ 私が業務・課題を実施中・実施後に、建設的で具体的なフィードバック
　をくれた
□ 私が指導を受けている期間、建設的で具体的なフィードバックをくれた
□ 改善が必要な仕事の仕方について、より詳しく教えてくれた

　学習者に業務を「やらせて」、指導者が「観察し」、実施中もしくは実施後に「フィードバックする」のが「観察と助言」です。こうした指導をどのように実施すべきか、事例を見てみましょう。

● 勤務表の作成やマネジメント業務に、見守ってもらいながらトライし、困ったことや悩んだときには、すぐに相談できる体制をとってくれました。

● 気になったことはその場で声をかけてくれて、すぐに振り返りができ、常に見守られていたと感じました。

● スタッフの配置や体制について、私が調整した内容を確認してくれて、修正が必要な場合には、そのつどアドバイスをくれました。看護師長代行業務は、初めのうちは他の副看護師長も同じ勤務帯にいるときに配置してくれたので、安心感がありました。

● 医師や他部門との話し合いの場で、管理者としてどのようにプレゼンテーションを行うと建設的な話し合いができるかを助言してくれました。

● 看護助手へのタスクシフトを行うにあたり、一緒に会議に参加してくれたり、スタッフの傾向を踏まえたアプローチをアドバイスしてくれました。

これらの事例を見ると、新任副看護師長は、常に**「見守られながら」**
「安心感」を持って、マネジメント業務に従事していることがわかります。
また、看護師長代行業務など、見守りができない場合には、事前にアドバ
イスを与えておいたり、先輩の副看護師長が働いている状況をつくるな
ど、安心して業務にあたれる工夫も参考になります。

❸ 足場づくり

□ 私の経験や能力に合わせて教え方を調整してくれた
□ 私の経験や能力にふさわしい業務・課題に取り組ませてくれた
□ 業務・課題実施中に私が困ったときには支援してくれた
□ 私が一人立ちできるように徐々に指導を少なくしてくれた

　「足場づくり」は、学習者が一人立ちできるように、徐々にサポートを
少なくしていく指導です。事例を紹介します。

● 初めはスタッフ管理など、これまでも身近だったことから始め、徐々に
　慣れることができるように配慮してくれました。

● 1年目のときは極力、看護師長代行業務を少なくし、2年目から代行業
　務についての具体的指導と機会を与えてくれました。考えが行き詰まっ
　たときには、参考書を貸してくれて、振り返りの支援を受けました。1
　年目では方法をアドバイスしてもらいましたが、2年目にはまず自分で
　実践してみるよう、能力に合わせて指導してくれました。

● 部署異動と昇格が同じタイミングだったため、まずは部署に慣れるこ
　と、それから管理的な業務に少しずつ携わっていくように段階的に指導
　してくれました。

● ベッドコントロールや部署の問題解決にあたって、看護師長はあまり手

を出さずに、まずは自分で行うように勧め、困ったときに手助けしてくれたことで、実践の中で指導を受けることができました。

事例を見ると、「❸足場づくり」にはいくつかのパターンがあることがわかります。順番に見ていくと、**(1) 慣れている業務から始める、(2) 初めはアドバイスをし、徐々に任せる、(3) まずは部署に慣れさせる、(4) 困ったときだけサポートする**、といった工夫をしています。段階的に指導しているという点では共通していますが、**「その人に合った」足場を用意する**ことがポイントになります。

❹ 言語化サポート

- ☐ 私の考えや論点を説明するように促してくれた
- ☐ 私の知識やスキルの不十分な点を注意してくれた
- ☐ 私の理解を深めるために質問をしてくれた
- ☐ 私の理解を深めるために、私が質問できるようにしてくれた

言語化サポートは、質問によって「学習者の考えていることを言葉にさせる」指導です。言語化させることは、内省させるための土台になります。事例は以下の通りです。

● 「何を考えたのか、なぜそう考えたのか」と質問することで、自分の思いや考えを広げてくれ、自分で気づけるような方法で関わってくれました。また、納得・理解できていないことを察知して、発言できる間を与えてくれました。

● 部署における問題点を解決するため、自ら答えは提示せずに、私に考えさせるように聞いたり、待ってくれることが多かったです。毎月行われる看護師長・副看護師長会議のときには、問題解決が必要とされる点について、私の考えを説明するような場面をつくってくれました。

●私の課題が漠然としていたとき、考えを整理できるよう質問してくれました。すぐに答えを求められたり、否定されたりすることもなかったので、自分の考えを話しやすかったです。レポート提出時や報告時には、要点がまとまっていない場合に整理するように促してくれました。

●悩んだタイミングでいつでも相談できるような姿勢を取ってくれて、まずは自分の中で整理がつくよう話を聞くことから始めてくれました。話すことで整理がつくタイプなので、とても助かりました。

「相手が話せるまで待つ」アプローチは、第4章で紹介した新人看護師を指導する際の特徴（▶ p.56）でした。待つことで言語化を促すことは、対象者が新人であっても管理職であっても共通しているといえます。

事例の中で注目したいのは、質問したり、発表の場を提供することで「考えを整理させ」、学習者自身の気づきを促す指導です。新任副看護師長を指導する場合には、**「言葉にさせて、整理させる」というワンランク上の言語化サポート**が有効になるといえるでしょう。

❺ 内省サポート

☐ 私の強みや弱みについて考えるように促してくれた
☐ 私の強みや弱みを改善する方法を考えるように促してくれた
☐ 私のやり方とベテラン看護師のやり方を比較するように促してくれた
☐ 看護師という職業について内省するように促してくれた

言語化サポートによって考えを整理させた後に必要なのは、学習者の強みや弱みを評価させ、看護師のあり方について考えさせる内省サポートです。事例を見てみましょう。

●面談のとき、具体的に弱みを表現できるように質問してくれると同時に、自分では強みと感じていなかった点を、強みと感じられるように促

してくれました。今まで考えたことはありませんでしたが、「これは自分の強みなのか」と感じることができました。

● 自分ではできているところに気づけませんでしたが、そこに気づけるように伝えてくれました。

● 自分では弱みであり改善したいと思っていたことを、違う視点から見て「強みであるのでそのままでよい」と認めてくれました。私の強みや大切にしている看護を認めてくれ、強みを活かすためにどうするかを一緒に考えてくれました。

●（上司との）目標管理面談時に、自己評価が低い自分に対して、具体的にできていたことを振り返り、強みであることを伝えてくれました。

　これらの事例に共通しているのは、「強みに気づかせる」振り返りです。特に、新任副看護師長が気づいていなかったり、自分では弱みだと思っていたことを「強みである」と気づかせています。新人看護師の場合には、「強みと弱み」「できている点とできていない点」の両方を指導する必要があります（▶ p.54）が、キャリアを積んだ副看護師長の場合には、むしろ**「強みに気づかせる」内省サポートが重要**になります。

❻ 挑戦サポート

☐ 私自身の目標を立てるように促してくれた
☐ 私自身の目標を達成できるように促してくれた
☐ 新しい業務・課題や新しい可能性を探求するように励ましてくれた
☐ 私の可能性を広げるように励ましてくれた

　挑戦サポートは、学習者の目標設定・目標達成を促し、新しい課題に取り組むことを後押しする指導です。事例を紹介します。

- いろいろなことを達成したいと考えていた自分に対して「1年で何か1つのことを達成するとよい」とハードルを下げ、目標達成できるようにアドバイスをくれました。また、ファーストレベル研修を受ける機会を与えてくれました。

- 目標面談のタイミングで、ぼんやりとした自分の課題について1つずつ意図を確認し、整理するのを手伝ってくれました。自身が持つ業務の中で、少しずつ私が担える課題を提示してくれ、新たな業務を拡大してもらいました。

- 「部署がよくなるためにどうしたらよいか、どう行動するか」を具体的に聞いてくれることが多かったです。例えば、自分の理想を伝えると、「ではそれを達成するためにはどうする?」といった感じで聞いてくれました。

- 面談の際に、悩んでいることや困っていることを聞いてくれて、次の目標や課題を見いだせるようにアドバイスをくれました。また、目の前の実践可能な目標としてだけでなく、今後の看護師人生を考えての目標設定を支援してくれました。

- 面談の際に、「今後どうなりたいかは何となく考えておくとよい」とアドバイスを受けました。同時に、目標に対しては「無理して進めなくてもよい」とも指南していただきました。

　上記の事例から伝わってくるのは、**「現在の目標」**と**「将来の目標」の両方を意識させる**ような挑戦サポートです。新人看護師に対しては「達成可能な課題を一緒に考える」アプローチ（▶ p.56）でしたが、副看護師長の場合には、将来の看護ゴールを意識させつつ、それに近づくために現在の業務遂行をサポートする指導が必要になります。

5.5 まとめ

　図5-1 は、本章で紹介した指導事例のポイントを、認知的徒弟制の6ステップに沿ってまとめたものです。

　新任副看護師長を指導する上で重要になるのは、「❶モデル提示」では「文書やツール」を使いながら手本を見せ、「❷観察と助言」では「安心感」を与えながら業務を見守り、「❸足場づくり」では、それぞれが置かれた状況に応じて足場を用意し、「❹言語化サポート」では、発言を待ちつつ、質問によって「考えを整理させ」、「❺内省サポート」では、弱みだけでなく、強みに気づかせ、「❻挑戦サポート」では、「現在の目標」と

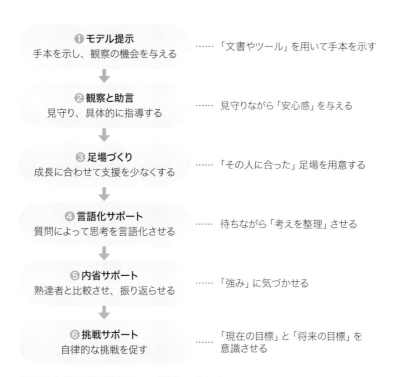

❶モデル提示
手本を示し、観察の機会を与える
…… 「文書やツール」を用いて手本を示す

❷観察と助言
見守り、具体的に指導する
…… 見守りながら「安心感」を与える

❸足場づくり
成長に合わせて支援を少なくする
…… 「その人に合った」足場を用意する

❹言語化サポート
質問によって思考を言語化させる
…… 待ちながら「考えを整理」させる

❺内省サポート
熟達者と比較させ、振り返らせる
…… 「強み」に気づかせる

❻挑戦サポート
自律的な挑戦を促す
…… 「現在の目標」と「将来の目標」を意識させる

図 5-1 | 新任副看護師長への指導のポイント

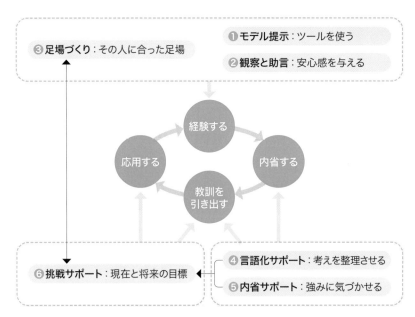

図 5-2 | 新任副看護師長の経験学習を支援する指導

「将来の目標」を意識させるような支援をすることです。

　これらのポイントを経験学習サイクルに重ね合わせてみましょう（図
5-2）。新任副看護師長がさまざまな管理業務を**「経験する」**際には、マ
ニュアル等のツールを活用しつつやって見せ、無理なく業務を習得できる
ように、安心できる環境の中で、1人ひとりに合った足場（サポート）を
用意し、**「内省する→教訓を引き出す」**フェーズでは、発言を待ちつつ、
考えを整理させながら、自身の強みに気づかせ、**「応用する」**段階で、現
在の目標を将来の目標につなげるような指導が、新任副看護師長の経験学
習を後押ししています。

5.6 新人看護師と新任副看護師長への指導

　図 5-3 は、新人看護師ならびに新任副看護師長への指導ポイントを比較したものです。認知的徒弟制による指導の原理・原則は共通していますが、初心者・見習いレベルの新人看護師と、中堅レベルの新任副看護師長では、指導のアプローチが変わってくることがわかります。**中堅レベルの人材への指導では、「その人に合った足場を用意する」「考えを整理させる」「将来の目標を意識させる」等、本人の自主性をより尊重しながらサ**

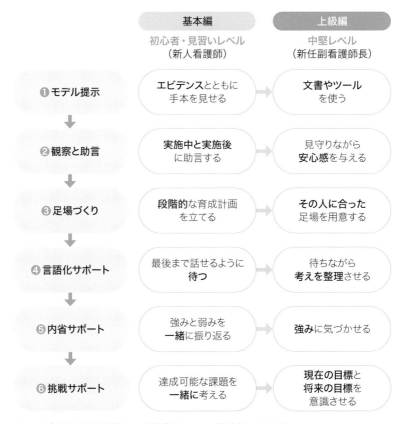

図 5-3 ｜ 認知的徒弟制による指導のレベル：基本編と上級編

ポートしていることがわかります。

　ただし、新人看護師への指導ポイントである「エビデンスとともに手本を見せる」「実施中と実施後に助言する」「段階的な育成計画を立てる」「最後まで話せるように待つ」「強みと弱みを一緒に振り返る」「達成可能な課題を一緒に考える」は、中堅看護師に対しても十分有効なアプローチだといえるでしょう。つまり、**新人看護師への指導ポイントは、認知的徒弟制の「基本編」であり、本章で明らかになった、新任副看護師長への指導ポイントは「上級編」である**といえます。**初心者から中堅レベルの人材を指導する場合には、相手に合わせながら、「基本編」と「上級編」を組み合わせて指導してみてください。**

新任副看護師長への指導のポイント

□❶モデル提示：「マニュアル・ツール・文書」を使いながら手本を見せる

□❷観察と助言：「安心感」を与えながら業務を見守る

□❸足場づくり：それぞれが置かれた状況に応じて足場を用意する

□❹言語化サポート：発言を待ちつつ、質問によって「考えを整理」させる

□❺内省サポート：弱みだけでなく、強みに気づかせる

□❻挑戦サポート：「現在の目標」と「将来の目標」を意識させるような支援をする

第 6 章

医師を育てる

　これまで「第4章　新人看護師を育てる」「第5章　新任副看護師長を育てる」と看護師に対する指導を検討しましたが、本章では、医師への指導、中でも心臓血管外科医9名に対して行ったインタビュー調査を基に、「医師になってからの10年間にどのような指導を受けながら成長したか」を見ていきます。「初心者→見習い→一人前→中堅→熟達者」というドレイファス[1]のモデルでいうと、初心者が中堅レベルの医師へと移行するプロセスを、認知的徒弟制の6ステップに沿って解説します。

　本章では、認知的徒弟制の枠組みで「どのように指導するか」だけでなく、その中で「どのように学びとるか」についても注目してください。

6.1　調査について

　本章の分析対象は、熟達者のレベルにある日本人の心臓血管外科医9名です（全員男性、平均年齢は46.5歳）。インタビューを実施した際の所属は、3名が国内の大学病院、4名が国内の基幹病院、2名が米国の大学病院となります。

　インタビューでは、医師免許を取得してからの10年間を、初期（1～2年目）、中期（3～5年目）、後期（6～10年目）に分類し、各段階において自分の技量を高めてくれた医師（指導医・上級医）を思い出してもらい、「どのような指導を受けたのか」について語ってもらいました。

　インタビュー・データは、データから理論を生成する質的手法である「グラウンテッド・セオリー・アプローチ」[2]を用いて分析しています。

　図6-1は、インタビュー・データを質的に分析した結果です。医師になってからのキャリア段階を初期（1〜2年目）、中期（3〜5年目）、後期（6〜10年目）に分けた上で、それぞれの期間において医師が受けた指導の特徴を、認知的徒弟制の6ステップごとにまとめています。

　なお、指導医は1人というわけではなく、それぞれの期間において、さまざまな上級医から指導を受けていることに注意してください。

　また、上級医から一方的に「指導を受ける」だけではなく、学習する側

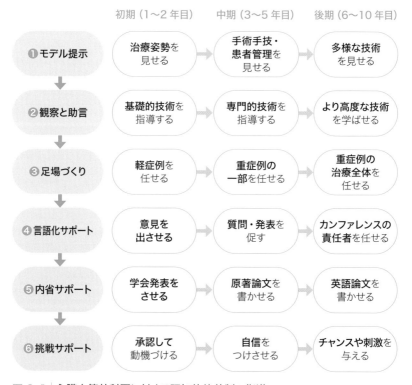

図 6-1 ｜ 心臓血管外科医に対する認知的徒弟制の指導

の医師が「主体的に学びとる」姿勢が重要になること、特に、後期になる
ほどその傾向が強くなることがわかりました。

さらに、取り組む課題の特徴としては、認知的徒弟制の原理である「単
純から複雑へ」「単一から多様へ」（▶ p.22）という順番で変化する傾向が
見られました。

まずは、図6-1を簡単に説明しておきましょう。

❶ モデル提示

初期には「治療姿勢」、中期には「手術手技・患者管理」、後期には「多
様な技術」を見て学ぶ指導を受けていました。つまり、初めに治療に関す
る全体イメージをもたせ、次に、比較的学びやすい技術を見せ、徐々に高
度な管理を学ばせるという方法です。

❷ 観察と助言

初期には「基礎的技術」、中期には「専門的技術」、後期には、「より高
度な技術」について指導を受けていました。少しずつ課題の難易度が上が
るのは、先に述べたモデル提示と同じです。

❸ 足場づくり

初期には「軽症例」、中期には「重症例の一部」、後期には「重症例の治
療全体」を任せる指導を受けていました。ここでも、「単純から複雑へ」
「単一から多様へ」という認知的徒弟制の原理に沿った指導になっていま
す。

❹ 言語化サポート

心臓血管外科医の言語化を促す主な場は、院内カンファレンスや学会で
した。初期には「意見を出させる」、中期には「質問・発表を促す」、後期
には「カンファレンスの責任者を任せる」指導を受けていました。

❺ 内省サポート

　内省サポートの主な手段は、学会発表や論文執筆でした。報告書や論文を書くことによって、治療や疾患の理解を深めることができるのです。初期には「学会発表をさせる」、中期には「原著論文を書かせる」、後期には「英語論文を書かせる」指導を受けていました。

❻ 挑戦サポート

　初期には「承認して動機づける」、中期には「自信をつけさせる」、後期には「チャンスや刺激を与える」ような指導を受けていました。徐々に挑戦のレベルを上げていることがわかります。

6.3　認知的徒弟制に基づくさまざまな指導例

❶ モデル提示

◎───初期：治療姿勢を見せる

　医師になってから1〜2年目の初期は、医師としての治療姿勢を見せて、学ばせるという指導がとられていました。事例を紹介します。

● 一番影響を受けたのは大学の外科の先生で、すごく手術が上手で速くて、こういう人になりたいというあこがれの外科医像でした。直接何かを教えてもらったことはないんですけど、研修医なんで鈎持ちで入ったり、ただ見てるだけとかなんですけど「見ててカッコええなあ」「こうなりたいな」という気持ちはありました（A医師）。

● 2年目にお世話になった先生は、すごく厳しい方で、「手術はこうあるべきだ」、例えば手術中に患者に手を載せないとか言われて、手術中は

「ずっと見とけよ」なんです。手取り足取り指導いただくのではなく、"見とけ文化"なんです。やらせないです。先生は「こうあるべき」という姿を見せる。ずっとその先生が手術するのを見る機会があって、最初はわからないんですけど、「こういう風にやれば失敗しないんだなあ」というように、だんだん見られるようになって、よい手術をずっと第2助手で見られたというのはよかったかなあと思います（B医師）。

● 2年目に一般外科でお世話になった先生に、臨床の姿勢は一番影響を受けました。田舎ではいろいろな緊急患者が来るので「診たことがないからできないというのは許されない。診たことがなくてもやりなさい、でもやるんだったら、ちゃんとしなさい、だからそれを準備しなさい」と言われました（C医師）。

　上記の事例を見ると、1〜2年目の初期において、指導医の働き方や教えを通して、「手術の方法」や「医療への取り組み方」「臨床における姿勢」を学んでいることがわかります。

◉———中期：手術手技・患者管理を見せる
　3〜5年目の中期では、より具体的な手術手技や患者管理を「見せる」指導が行われていました。

● 僕はずっと先生の肩越しに見ながら、「なんで今日はこの糸使ったんですか」「いつもこの針を使うのになんで今日は違ったんですか」とか聞いて、まあ「うるさい」「邪魔や」とか言われたり、そういう感じで少しずつインプットはありました。その先生は手術をやるときに、「ここはこう縫って」とか言わないんで、こっちが見て学んだんです。見て学ぶことで、ちょっとした違いとかを見抜ける実力がついたと思うんです（D医師）。

●時々先生がスタッフに手術をさせると、怒られるんですよ。15年目とか20年目のスタッフが。彼らでもわかっていないというのが見られたのはよかったです。先生の手術ばかり見ていたら、いいのばかり見ちゃって、何をすれば怒られるかがわからなかったと思うんです。ある程度学年もかなり離れた先生方が怒られるのを見て、「これをやったらダメなんだ」というのがわかったといった感じはありましたね。術後管理も含めて、そういうことをだんだん覚えていきました」（B医師）

　優れた医師の手技や患者管理だけでなく、15〜20年目の医師による手術を観察し、反面教師として学んでいる点が印象的です。

◉───後期：多様な技術を見せる
　6年目以降の後期に入ると、心臓血管外科医は、観察を通して、さまざまな医師の技術を学びとっていました。

●日本でお世話になった病院には、手術の上手な先生方が2人いて、その上手な人のオペを見る機会もあり、自分が手術してないときは見に行ってたんですね。自分ができるようになったときに上手な人のオペを見るとさらによくなるんです（A医師）。

●6年目のときにいたアメリカの施設では、7人のアテンディング（独立した心臓外科医）がいました。毎日手術があって、助手として毎日違う心臓外科医の手術を見ていました。皆、それぞれ手術のやり方が違っていました。日本だったら1人か2人かの上の先生のやり方を学ぶじゃないですか。そのときは師匠が7人いるみたいなもので、より多くの経験ができました（A医師）。

　ここで注目したいことは、ある程度の技術を身につけた後期の段階では、さまざまなモデル医師の技術を吸収しやすいという点です。

❷観察と助言

⊙────初期：基礎的技術を指導する

　1〜2年目の初期には、調査対象となった全医師が、外科手術手技の基本である「糸結び」の指導を受けていました。

● それこそ糸結びから、縫い方から、上の先生に指導をしていただきました（E医師）。

● 2年目のときの先生は衝撃で、最初に入った胃全摘手術で糸結びをしたんですが、「遅い」と言われ、直角鉗子で手の甲を叩かれました。それでも手術は2時間半くらいで終わったんですが、「お前のせいで30分遅くなったから、今日から毎日1万回糸結びの練習をしろ」と言われ、体に染み込まされた感じがあります。愛情があるのはわかりました（C医師）。

　この事例からも、医師達が徹底的に基本的技術のトレーニングを受けているのが伝わってきます。

⊙────中期：専門的技術を指導する

　中期に入ると、心臓血管外科医に求められる専門的技術の指導を受ける傾向が見られました。

● お世話になった施設では、腹部大動脈瘤に対する人工血管置換術や閉塞性動脈硬化症での大腿動脈—膝窩動脈バイパス術は教えてもらえるんで、うれしかったです（F医師）。

● あの頃は毎日病院に泊まって、朝、先生が来るまでに毎日入院患者の心エコーをして、心嚢液がないかを確認していました。患者が悪くなるの

を、自分の身の痛みとして感じていたので。指導いただいた先生は、患者さんが悪くなっているかどうか、悪くなるんじゃないかという予測力がすごいんですよ。当たるんです。そこで、毎朝、僕は先生に聞かれたらあかんと思って、データを覚えて準備しているんだけど、僕が覚えていないデータに限って聞いてくるんです（G医師）。

上記の2事例は、手術手技と患者管理という違いはありますが、基本的技術から一歩踏み込んだ、専門的技術についての指導を受けていることがわかります。

◉──── 後期：より高度な技術を学ばせる

後期になると、よりレベルの高い技術やスキルを身につける機会が与えられていました。事例を見てみましょう。

● アメリカの施設でトレーニングを始めた最初の日に、冠動脈の血管吻合をいきなり縫えと言われたけど、縫えませんでした。日本だったら、1回だめだったら次は1年くらい回ってこないか、あるいは一生回ってこないかもしれないじゃないですか。ところが、同じ症例の次の吻合で「またやれ」と。やっぱり縫えなかったんですが、それでも、翌日もまた冠動脈の吻合をやれと回ってきました（D医師）。

● 小児の心臓血管外科施設で研修を受けたのですが、大人の心臓血管外科とは全く違う管理が必要とされるじゃないですか。点滴の速度や強心剤や利尿剤の使用量なんかも全然違っていて、心臓血管外科医としては、大人しか診てこなかったから、子どもを担当したことで、幅が広がって繊細な部分が身についたと思います。重症心不全の管理とか、右心系を絡めた管理などは自信になりました（F医師）。

最初の事例は海外施設における指導ですが、何度もチャンスを与えるこ

との重要性が伝わってきます。2 番目の事例からは、不慣れな技術を学ぶことで、治療の幅が広がったことがわかります。

❸ 足場づくり

◉──初期：軽症例を任せる

1〜2 年目の初期には、難易度の低い手技や、軽症患者を任せられる傾向がありました。

● 最初の 2 年間は大学病院では見ているだけで、やるのは閉創とかだけでした（A 医師）。

● 2 年目の施設では、鼠径ヘルニアと虫垂炎の手術や管理は自分の仕事という感じに徐々に任せてもらえました（F 医師）。

● 実際に手術中にやらせてもらうことはなかったです。開胸は最後 1 例ぐらいやったかもしれないです（E 医師）。

以上の事例から、個人差はあるものの、初期における手術への参加は限定的であり、軽症の患者を任されることが多いといえます。

◉──中期：重症例の一部を任せる

中期に入ると、軽症者の治療を任されたり、重症患者の治療の一部を担当するようになります。事例を紹介します。

● 開心術の術者をやることは全くなかったけど、腹部大動脈瘤の手術とかは術者でやらせてもらって、高難度な腹部大動脈瘤症例でもやらせてもらいました。大伏在静脈グラフトばっかり取らされて、むちゃくちゃいい訓練になってました。早く取れるようになったし、閉めるのも早くなり、いいトレーニングになったと思います（G 医師）。

● 内胸動脈を取ったこともないのに、急に「取れ」「30分くらい時間をや
　る」「潰したらただじゃおかないぞ」とか言われて、初めてだったので
　ほんのこれくらいしか剝離できなくて。でもその後で回ってくるように
　なりました（G医師）。

　3～5年目の時期には、徐々に任される症例の難易度が上がるものの、
部分的な処置や治療であることがわかります。ただし、施設によっては、
軽症から中等症の患者の治療全体を任せるケースも見られました。この点
については、施設や指導医の方針によって、指導の方法が異なるといえま
す。

◉──── 後期：重症例の治療全体を任せる
　6年目以降の後期では、治療全体を任されるケースが増えてきます。事
例を見てみましょう。

● アメリカの施設では、部長は1日に7つくらい手術をされていまし
　た。だから私はフェローの1人として、開胸・閉胸・カニュレーショ
　ンは任されていて、部長は冠動脈バイパスだったら中枢側の大動脈に部
　分遮断クランプをかけた時点で「あと、やっとけ」と次の手術に移って
　入っていくんです。僧帽弁形成術も大動脈遮断を解除して心臓が動き出
　したら人工心肺を降りる前に「あと、やっといてくれ」と出ていくわけ
　です。かなりフェローに責任を持たせるという感じでした（E医師）。

● 部長も副部長もいなかったときに、緊急で急性A型大動脈解離の症例
　が運ばれてきました。部長に電話で相談すると「お前できるか」と聞か
　れたんで「できます」と答えたんです。僕は6年目だったんですけど4
　年目の医師と2人で急性大動脈解離の手術をしたんです。麻酔科の医
　師たちも驚いていました。幸い手術がうまくいって、術後翌日に抜管し
　て2週間で自宅に帰ったんです。うれしかったです。当時は、若い先

生だけで緊急の心臓手術をすることはなかったんです（E医師）。

　ある程度の経験を積み、力量が上がる後期では、「足場」が外れ、完全に任されることが多くなることがわかります。

❹ 言語化サポート

◉──初期：意見を出させる

　初期においては、指導医からの質問によって、考えていることを言葉にし、意見を出させる指導を受けていました。

- 「なんで、なんで」と、ことあるごとにいつも質問されまくってました（D医師）。

- 1年目の指導医は器用で、すごく絵が上手で手術記録の絵がきれいなんですよ。その先生との会話では、「どこから糸掛けてた？」「見てたやろ？」と聞かれて、アッと思ってもわからないんですよね、当時は。「見るときは、自分が手術をする立場になったときにどういう風に展開してどっから糸掛けてどう出して、次にどうやって展開して、というところまで見ないとあかんのよ」と言われて、あっそうなんかと思いました（E医師）。

　2番目の事例では、手術記録の絵を用いながら医師の言語化を支援している点が印象的です。

◉──中期：質問・発表を促す

　医師の言語化をサポートする上で重要な場やツールとなっているのが、院内カンファレンスや学会でした。院内カンファレンスは、部長・副部長・スタッフ医・専攻医・研修医から構成され、治療方針を決定する場です。

●中期に移った病院では、8年間お世話になったんですけど、医局の中は2つの班に分かれていて、初めはスタッフとして入って皆で和気あいあいと意見を出し合ってがんばっていました。班長がまたそういう方でして、カンファレンスではいつも私がプレゼンテーションしていました（H医師）。

●学会の会場で、先生が私の横に座って、「質問して」と言われました。今から思うと、よい勉強になりました（D医師）。

●大学病院で指導を受けた先生は、とても暑苦しいくらい熱い人で、学会に参加したら必ず質問していました。私もそうした姿勢に影響されました（B医師）。

　こうした事例から、カンファレンスや学会において、質問や発表を促されることで、自身の考えを言語化する機会が与えられていることがわかります。

◉─── 後期：カンファレンスの責任者を任せる
　後期になると、カンファレンスにおける役割も、単なる参加者から、司会や責任者へと変化します。そうした中、議論をまとめ、治療方針を決定することを通して、医師たちは学んでいました。

●だんだん部長はカンファレンスでも僕の発言に口を挟まなくなって、決まっていくようになりました（G医師）。

●2年間お世話になった大学病院の先生は、気を遣ってくれて、症例が来るたびに「これどうしよう」と相談してくれました。僕に治療方針を決めさせるようにしてくれたので、それに応えようとむちゃくちゃ勉強しました。論文も1,000本以上読みました。経験のない症例を助けよう

と思ったら、過去の情報を調べて、自分ができる方法を身につけること
が重要だからです（C医師）。

こうした指導は、単なる言語化だけでなく、他者の意見をまとめる
「ファシリテーション力」や、治療に関する「意思決定力」を鍛えるもの
となっていることがわかります。

❺内省サポート

◉———初期：学会発表をさせる

治療の振り返りを促す主な方法は、学会発表や論文の作成でした。初期
には、主に学会で症例報告をさせることで、治療や疾患に対する見方を深
める指導が見られました。

● 2年目に消化器外科で、バリバリ手術をされている先生に指導医になっ
　ていただき、研修を受けました。そこは、学会発表をして、和文の論文
　を書き、すごく教育的なところでとてもよかったです。発表や論文でま
　とめることが疾患に対する考え方の整理につながることを教えていただ
　きました。キャリアの初期にその先生に教えてもらったことがすごく大
　きかったと思います（I医師）。

● 2年目のときの指導医には、「学会で発表できないような治療はするな」
　と厳しく言われました（C医師）。

◉———中期：原著論文を書かせる

中期になると学会発表に加えて、日本語による原著論文を書かせる指導
が行われていました。事例を見てみましょう。

● いつも学会発表や論文作成などの学術活動はするように言われました。
　「自身のキャリアアップが目的ではなくて、自分たちの治療が独りよが

りにならないために続けないといけないこと」だと教えられ、その通り
だと思います（H医師）。

● 発表や論文において、スライドの具体的な作り方や、論文の構成など直
　接的なことを指導していただきました。自分が患者さんを診断・手術適
　応の決定・術中の判断等をするときに何がベストなのかを目の前の臨床
　状態に加え、統計的数字を加味して、よりよい選択をできる助けになっ
　たと思います。学会発表や論文執筆をすると、その分野の他施設の論文
　やレビューをたくさん読むことになるので、その疾患について詳しくな
　るという利点があると思います（D医師）。

● 論文の執筆によって、自分自身の物事の見方・考え方・アプローチの仕
　方などがより深くなっていったように思います。同時に指導者からの評
　価が上がり、その分、自分の執刀チャンスが増え、トレーニングの質が
　向上するとともに、自分の実力を発揮する機会が増えていったように思
　います（E医師）。

　２番目や３番目の事例にあるように、学会発表や論文を執筆すること
は、治療レベルを向上させることや、執刀の機会が増えることにもつなが
る点に注目したいと思います。

◎──── 後期：英語論文を書かせる
　後期になると、国内だけでなく国際学会における発表や、英語論文の執
筆を通して、医師の内省を促進し、治療レベルを向上させるような指導が
行われていました。

● 指導いただいた病院の先生は、日本語でも英語でもたくさん学会発表を
　して、論文も書かれている先生だったんですが、「日本語は日本のお子
　さんを助けるため、英語論文は世界のお子さんを助けるため」とおっ

しゃっていました。学会発表の準備でしんどかったりしたときや論文の
査読で厳しいお言葉をいただいたときに、この言葉を言い聞かせて何と
か乗り切れているように思います（C 医師）。

● 当時、指導医の先生が「切るために書け」と言って、われわれ若手を鼓
舞していたことを思い出します。国際学会での発表、ならびにその後の
論文作成はまさに自分がその後に進むアカデミック・サージョンへの道
を切り開く大きな成果になりました（E 医師）。

これらの事例から伝わるのは、臨床と研究がつながっていること、臨床
のために研究することの重要性です。一見当然のように思われるかもしれ
ませんが、臨床のみを行う外科医ではなく、研究を続けながら治療を行う
アカデミック・サージョンへと導かれていることがわかります。

❻ 挑戦サポート

⊙───初期：承認して動機づける

初期においては、若手医師を承認し、動機づける形で挑戦をサポートす
るような指導が見られました。

● 初期にお世話になった病院はアカデミックで厳しい施設だったので、も
のすごく勉強していたんです。あるときに、ICU で重症の患者の治療方
針で先輩と意見が分かれたときがあったんですが、いつもは厳しい先生
がそこにやって来て、「これはお前がやっている方がいいんじゃないか」
と言ってくれて、少しうれしかったのを覚えています（B 医師）。

● 2 年目のとき、鼠径ヘルニアは研修医の僕の担当だったんですが、初め
はそれこそ「ここ掘れワンワン」といった感じで、指導医の先生が言わ
れた通りにやるわけです。だんだん、言われなくてもできるようになっ
てくると、「できるようになったな」とか言ってもらえました。そうな

ると、また次は違う手術をさせてもらうようになるのがわかっていたので、楽しかったです（F医師）。

　正しい意見や成長を認め、褒めることによって、若手医師を動機づけることの大切さが伝わってきます。

◉────中期：自信をつけさせる
　初期と同様に、中期においても、承認による動機づけが行われていますが、もう一歩踏み込む形で自信をつけさせ、挑戦を後押しする指導がとられていました。

●指導医が僕に、「お前は1年か2年したら、何でもできるようになる。今はさせないけどね」と言ったんです。「今は先輩がおって、彼にさせるけれど、お前は1年か2年したら全部できるようになる」と言われ、「へー、そうなんか」と思いました。「ほなさせろよ」と思いましたけど。自分ではセンスがあるかどうかわからないけど、そういう風に言われたからとても自信になりましたね。その後、アメリカ留学もできましたし（E医師）。

●指導いただいた先生から「いわゆる"アカデミックな人"と、そうではない"手術だけする人"というのが世の中には存在する。君はアカデミックな人間だと思うから、とりあえず大学院入れへんか」と言われて、「じゃ、わかりました。入ります」と大学院に入りました。大学院生でなくても学位ってまあとれるでしょう。でも、いつまでもダラダラやって結局は取られへんと。「そういうのは君の場合はあかんというか、ええことと違うので、大学院にスパッと入ったら4年で卒業やからと、だから期限があった方が絶対いい、働きやすい、やりやすいから大学院入れ」と言われたので、わかりましたって入ったんです（D医師）。

これらの事例から、若手医師の「才能や素質」を高く評価することで、その後の挑戦に必要な自信をつけさせていることがわかります。

◉───後期：チャンスや刺激を与える

後期では、より高いレベルの課題への挑戦を後押しするために、チャンスや刺激を与える指導が行われていました。

● アメリカ時代のボスは、心臓外科医でラボも持っていました。組織工学（tissue engineering）の研究を始めていて、リサーチ・フェローを探していたんです。当時の日本の指導医から「こんなんあるけど応募する？」と言われて、「じゃ、応募します」ということになって応募したんですね（D医師）。

● 最後の最後に指導医から、「おまえは勉強していない」と言われました。「勉強もしていないし、できもよくないのにふてくされやがって」と思われていたのでしょう。その言葉で、「やっぱり自分は将来、小児心臓外科でやりたいな」と覚悟し、「ちゃんと小児の勉強をもっとしないといけないな」と思いました。反発心というのでしょうか、次に行った別のこども病院ではむちゃくちゃ勉強しました。先生に言われたことも発奮材料になったし、次の施設では前施設よりよい成績を出して見返そうとしてました。1年間に術者として30〜40例を経験し、その後は、下の先生が手術をするときは指導者となりました（C医師）。

最初の事例では、指導医から挑戦の機会を与えられ、2番目の事例では、さらなる成長のために厳しい言葉をもらっています。いずれのケースも、よりレベルの高い課題への挑戦につながっています。

これまで解説してきた医師における認知的徒弟制に基づく指導のあり方の変化を、キャリア段階別に示したのが図 6-2 です。

これを見てもおわかりいただけるように、キャリアの初期（1〜2年目）から中期（3〜5年目）にかけては、「❶モデル提示」「❷観察と助言」「❸足場づくり」のウエイトが大きかったのに対し、中期（3〜5年目）から後期（6〜10年目）にかけては、「❹言語化サポート」「❺内省サポート」「❻挑戦サポート」のウエイトが大きくなる傾向が見られました。また、キャリアが進むにつれて、取り組む課題が単一で単純なものから、多様で複雑なものへと変化します。なお、「❹言語化サポート」や「❺内省サポート」の手段として、「院内カンファレンス」「学会発表」「論文執筆」が有効で

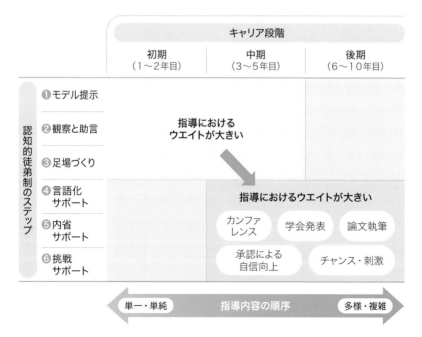

図 6-2 ｜ キャリア段階と医師における認知的徒弟制の特徴

あり、「❻挑戦サポート」は、承認によって自信をつけさせ、チャンスや刺激を与える指導が効果的であるといえます。こうした傾向は、医師だけでなく、看護師を指導する際にも共通するのではないかと思われます。

　本章の冒頭で述べたように、**認知的徒弟制を通した人材育成は、指導者の教え方だけでなく、学習する側の「学ぶ姿勢」が重要になります**。この点も、看護師教育にも当てはめることができるでしょう。

　以上のポイントを箇条書きで整理しておきます。

医師への指導のポイント（キャリア段階別）

- □ キャリアが進むにつれて、「単一から多様な課題」「単純から複雑な課題」を任せる。
- □ キャリアが進むにつれて、「❹言語化サポート」「❺内省サポート」「❻挑戦サポート」による指導のウエイトが増える。
- □ 「❹言語化サポート」や「❺内省サポート」の手段として、「院内カンファレンス・学会発表・論文執筆」が有効である。
- □ 「❻挑戦サポート」は、「承認によって自信をつけさせ、チャンスや刺激を与える指導」が効果的である。
- □ 指導者の教え方だけでなく「学ぶ姿勢」が重要になる。

第 **7** 章

認知的徒弟制による
指導のあり方・進め方

本章では、第 2 部で見てきた具体的事例を踏まえて、これまでの知見を整理し、認知的徒弟制による指導のあり方をまとめます。

すでに述べたように、人材成長の 90％は「仕事経験＋他者からの指導」で決まります（▶ p.3、図 1-1）。しかし、経験学習を支援する方法であるコーチングや OJT は、研究者や実践家によってさまざまなモデルが提唱されており、どこかあいまいでモヤモヤした状態にあります。

本書は、こうした状態を整理整頓するために、職場における学習理論である「認知的徒弟制」を基に、看護師や医師の経験学習をどのように支援すべきかについて検討してきました。

ここで改めて、認知的徒弟制による指導の特徴を挙げておきます。

1. コーチングや OJT に関する**モヤモヤを整理**できるモデル
2. 新人、中堅、管理職のいずれの指導にも使える**汎用性の高い**モデル
3. 職場という**実践の中で「認知能力」を鍛える**のに適したモデル

ここからは、これまでの知見を整理し、認知的徒弟制による指導のあり方をまとめます。上記の特徴を意識しながら読んでください。

7.1 認知的徒弟制による指導の「枠組み」

図 7-1 は、認知的徒弟制による指導の枠組みです。認知的徒弟制の 6

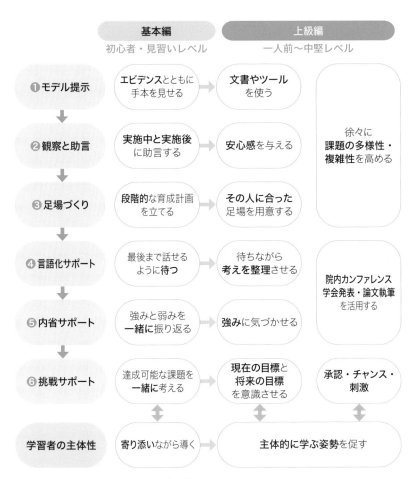

図 7-1 ┃ 認知的徒弟制による指導の枠組み

ステップによる指導を、初心者・見習いレベルの人材を対象とした「基本編」と、一人前から中堅レベルの人材を対象とした「上級編」に分けて解説しています。図 7-1 の下部に示したように、「学習者の主体性」に関しては、初心者・見習いレベルの人材では相手に「寄り添いながら導き」、一人前・中堅レベルの人材では「主体的に学ぶ姿勢を促す」ことが重要になります。

　この図 7-1 を経験学習サイクルに沿って説明したものが、図 7-2 です。

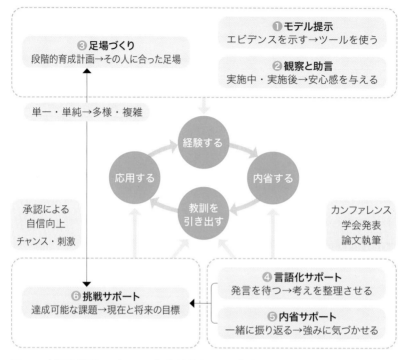

図7-2 | 経験学習サイクルと認知的徒弟制による指導

「経験する→内省する→教訓を引き出す→応用する」という4ステップから成る経験学習サイクルを中央に描き、その周囲に、認知的徒弟制による指導の特徴を解説しました。

　図7-2の上部の破線部分は、伝統的徒弟制と共通する「❶モデル提示」「❷観察と助言」「❸足場づくり」であり、下部の破線部分が、認知能力を向上させるための「❹言語化サポート」「❺内省サポート」「❻挑戦サポート」です。それぞれの四角の中には「基本編の指導→上級編の指導」が記されています。グレーの部分は、「第6章　医師を育てる」（▶p.92）で明らかになった指導ポイントです。

　この図7-2を、経験学習サイクルのステップに沿って、もう少し詳しく説明しましょう。

❶ 経験ステップ

学習者が仕事を「経験」する際、指導者の手本を見た後で、自らも実践し、アドバイスをもらいつつ、徐々にサポートなしで業務を遂行できるように努力します。その際、指導者は、根拠や理由を明確に示しながら、また、マニュアルや文書を使いながら手本を見せて（「❶モデル提示」）、学習者が安心感を持って業務を実施できるように配慮し、実施中・実施後にアドバイスを与えます（「❷観察と助言」）。さらに、段階的な教育計画に沿って、学習者の力量に合わせてアドバイスやサポートを提供し、徐々に足場を外して一人立ちを促します（「❸足場づくり」）。

取り組ませる課題は、学習者の能力が向上するにしたがい、単一から多様へ、単純から複雑なものへと徐々に難易度を上げていくことになります。

❷ 内省・教訓ステップ

何らかの経験をした後、学習者は、自らの業務を振り返り、失敗・成功の原因を分析し、何をすべきか・何をすべきではないかを考えます。指導者は、内省活動を支えるために、学習者が発言できるまで待ち、考えを整理させた上で（「❹言語化サポート」）、必要に応じて一緒に振り返りながら、自身の強みに気づかせます（「❺内省サポート」）。このときに有効なツールは、院内カンファレンス、学会発表、論文執筆です。カンファレンスで議論し、学会で発表し、論文を執筆することは、自らのケアや治療を客観的に振り返り、言語化し、技術や実践のレベルを深めるチャンスになります。

❸ 応用ステップ

学習者は、内省を通して得た教訓を次の状況へと応用します。このとき指導者に求められるのは、より高い次元の目標や課題に挑戦させることです。すなわち、「❹言語化サポート」や「❺内省サポート」を通して、学習者が達成できそうな課題に気づかせ、現在の目標だけでなく将来の目標も意識させることで、チャレンジを促します（「❻挑戦サポート」）。その

際、学習者の能力・才能・素養・成果を承認し、自信をつけさせるのが基本的アプローチです。一人前・中堅レベルに達した人材に対しては、よりレベルの高い挑戦機会を紹介したり、ときに厳しい叱咤激励によって学習者を発奮させることも必要となります。

7.2 「経験から学ぶ能力」と認知的徒弟制

図7-2をよく見ると、**認知的徒弟制による指導は、経験学習サイクルを回す手助けとなっており、後輩や部下の「経験から学ぶ能力」を高めている**ことがわかります。

著者の1人である松尾が提唱する「経験から学ぶ能力のモデル」によれば、「ストレッチ（挑戦する力）」「リフレクション（振り返る力）」「エンジョイメント（やりがいを感じる力）」を持っているとき、人は経験から多くのことを学ぶことができます。これら3つの力を伸ばす原動力が、仕事の信念や価値観である「思い」であり、職場内外の他者との関係性である「つながり」です。

「ストレッチ（挑戦する力）」とは、目標レベルを高く設定し、チャレンジングな課題に挑む力を、「リフレクション（振り返る力）」とは、自分の態度や行動を俯瞰しながらバランスよく内省する力を指します。そして、「エンジョイメント（やりがいを感じる力）」とは、自分の仕事の中に「意義や意味」を見出す力です。

「ストレッチ（挑戦する力）」と「リフレクション（振り返る力）」だけだと「修行僧」のようになり、燃え尽きてしまう恐れがあるので、「エンジョイメント（やりがいを感じる力）」を忘れないでください。やりがいを見出すことができれば挑戦したい気持ちになりますし、高い目標に挑戦する中で振り返る力が養われるという具合に、3つの力はつながっています。

図7-3は、「ストレッチ（挑戦する力）」「リフレクション（振り返る力）」「エンジョイメント（やりがいを感じる力）」という3要素に沿って、認知

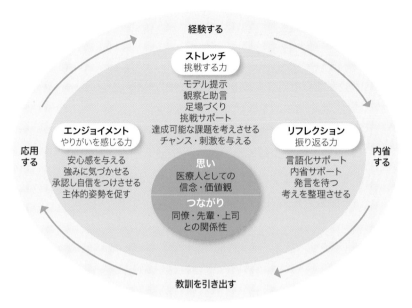

図 7-3 経験から学ぶ力を引き出す認知的徒弟制

的徒弟制による指導の特徴を整理したものです。こうした指導によって、医療人としての信念・価値観である「思い」が醸成され、同僚・先輩・上司との間によき関係性が構築されていくと考えられます。

認知的徒弟制によって「経験から学ぶ能力」が鍛えられると、「経験する→内省する→教訓を引き出す→応用する」という経験学習サイクルが回りやすくなり、成長が加速するのです。先に述べた部分と重複しますが、もう少し詳しく説明しましょう。

❶ ストレッチ（挑戦する力）

「手本を見せて、やらせて、観察する」という基本的な指導をした後に、アドバイスや共同作業を通して「足場」を作り、徐々に挑戦させているところが、認知的徒弟制による指導の特徴です。

初心者・見習いレベルの人材に対しては、段階的な教育計画を立て、達成可能な課題を一緒に考えます。一人前・中堅レベルの人材に対しては、チャ

ンスや刺激を与えることで、よりレベルの高い課題に挑戦させています。

❷ リフレクション（振り返る力）

認知的徒弟制の中核でもある「言語化サポート」や「内省サポート」は、学習者の振り返る力を伸ばすのに有効です。

初心者・見習いの段階では、発言できるまで「待ち」つつ、一緒に振り返り、一人前・中堅の段階では、問いかけによって考えを整理させるアプローチがとられています。カンファレンスや学会発表、論文執筆もリフレクションを促進する手段となります。

❸ エンジョイメント（やりがいを感じる力）

学習者に「やりがい」を感じさせる上で大切なのは、安心感を与えつつ、自分の強みに気づかせることです。

初心者や見習いレベルの人材に対しては、できていることや能力、素質を承認し、自信をつけさせることで「仕事のやりがい」が向上します。一人前・中堅レベルの人材を指導する際には、主体的に学ぶ姿勢を促すことで、やりがいを感じる力を高めることができます。

❹ 思い（信念・価値観）とつながり（他者との関係性）

以上のような、ストレッチ・リフレクション・エンジョイメントを高める指導によって、医療人としての信念や価値観が育まれ、同僚や先輩、上司とのよき関係性が構築されていくといえるでしょう。「第1章　経験学習を支援する認知的徒弟制：概要」で事例を紹介した看護師（▶ p.9）は、ストレッチ・リフレクション・エンジョイメントを促す認知的徒弟制の指導を受けたことで、「看護師長はスタッフをどう導くべきか」といった「思い」が生まれ、部下や同僚との「つながり」の大切さに気づいたようです。現在、看護師長をしている彼女のコメントを紹介しましょう。

2年間だけでしたが、看護師長さんからの指導がその後の「マネジメン

トのあり方」のお手本になりました。例えば、「部下を包み込むように導く」「緩急をつけて人と関わる」ということです。どんなときも自分たちを守ってくれましたし、普段はニコニコしているけど、ここぞというときには踏み込むようなマネジメントです。

こうした思いは今でも大事にしていて、忙しいときでも、スタッフには「困っていること、ない？」「なんかあったら聞くよ」と声をかけています。そうすると、スタッフも信頼してくれて、モチベーションも高まりますし、良好な関係の中で仕事をすることができます。

また、お世話になった看護師長さんが担当していた部署のスタッフとは、時が経過しても、つながっているような感覚があります。

「緩急をつけながら、部下を包み込む」という指導者の「思い」を受け継ぎ、それが部下との「つながり」方に影響していることが伝わってきます。

ある心臓血管外科の医師も、次のように語ってくれました。

医師になって１年目のとき、いろいろと教わった指導医から「一緒に働く人を大切にしなさい」と言われたことが忘れられません。「看護師さんと仲よくしなさい。"看護師さん"と呼ばずに、名前で呼びなさい。相手をリスペクトしないと、チーム医療はできないよ」と指導されました。相手の気持ちになって、上下関係なく対等に付き合いなさいということなんです。この考え方は僕の中でずっと残っていて、若手の医師を指導するときも、できるだけ手術をさせるようにしてます。若手は「手術したい」と思っているんですよ。腕は劣るので不安はありますが、「医師として成長させてあげたい」という気持ちで見守りつつ任せると、相手もそれに応えようと頑張ります。その医師が育って他の病院に移っても、口コミで別の若い研修医がうちの病院に来るようになるんです。

指導者から「他者をリスペクトし、対等に仕事をする」という医療人と

しての「思い」を伝授された医師が、それを若手医師の指導にも適用することで、研修医の獲得というよい「つながり」を生んでいることがわかります。

　それでは、「第4章　新人看護師を育てる」で登場してもらった2年目看護師Aさん（▶p.45）の声も聴いてみましょう。

　プリセプターの方だけでなく、病棟全体が「相手の立場で考える」という思いにあふれる職場で、患者さんだけでなく、後輩や同僚に対しても相手を思いやるという雰囲気があります。ですから私も、患者さんや後輩と接するときには、なるべく相手の立場になってケアをしたり、指導をすることを心がけています。そうすると、患者さんや周りのスタッフと信頼関係ができるのがわかります。ただ、疲れていたり、忙しかったりすると、相手のことを思いやることができないのも事実です。そうした感情のコントロールが私の課題だと思ってます。

　「相手の立場で考える」という「思い」を職場で共有し、それがスタッフ間の「つながり」を強化しているようです。最後に、「第5章　新任副看護師長を育てる」の冒頭で紹介した副看護師長Bさん（▶p.60）のコメントを紹介します。

　指導してくれた看護師長さんは、副看護師長やリーダー格のスタッフを巻き込みながら職場を運営していました。その影響もあり、私も横のつながりを大事にしながら、スタッフを巻き込みながらマネジメントすることを心がけています。スタッフ時代には「自分がなんとかしなきゃ」という思いが強かったのですが、「自分がやりたいことをしっかり伝えた上で、相手の考えをよく聞いて、協力してもらう」という考えに変わりました。指導してくれた看護師長さんも、自分から積極的にコミュニケーションすると同時に、相談しやすい方だったので、そうしたマネジメント・スタイルを見習っています。そうすると、こちらの思いも伝わりますし、スタッ

フからの協力も得られます。

「自分がやる」から「みんなでやる」という思いに変わったことで、スタッフ全員が「つながりながら」業務を進める体制ができあがったといえます。

以上の事例に共通しているのは、「他者を尊重する思い」が、「信頼や協力を伴うつながり」を生み出すということです。こうした「思い」や「つながり」は、「ストレッチ（挑戦する力）」「リフレクション（振り返る力）」「エンジョイメント（やりがいを感じる力）」の原動力であり、基盤となります。

認知的徒弟制に基づいて指導する際には、適切な「思い」を持ち、相手との「つながり」を意識してください。そうすることで、指導される側にも健全な「思い」が芽生え、あなたや職場のメンバーとよい「つながり」ができるはずです。

7.3 まとめ

繰り返しになりますが、人材育成の９割は「仕事経験＋他者による指導」によって決まります（▶ p.2）。本書は、認知的徒弟制の観点から、経験学習支援の方法を紹介しましたが、コーチング・OJT に関するモヤモヤは解消されたでしょうか？　認知的徒弟制による指導は、新人、中堅、管理職と、どのキャリア段階にも使える汎用性の高いモデルであり、実践の中で「認知能力」を鍛えるのに適しています。

最終章では、本章で説明した内容を、どのように実践に応用するかについて考えます。

第 8 章

認知的徒弟制の
定着に向けて

　本章では、これまでの知見を、どのような形で職場に応用できるかについて
考えてみたいと思います。認知的徒弟制は、新人・中堅・管理職と、どの
キャリア段階にも適用でき、看護師・医師のいずれに対しても有効です。以下
では、職場において、認知的徒弟制を定着させるための方法をいくつか紹介し
ます。

8.1　研修への応用① (プリセプター研修・指導医研修)

　新人看護師を指導するプリセプターや指導医を対象とした研修に、認知
的徒弟制の考え方を導入することができます。以下は、2 時間の研修例で
す。なお、スケジュールや時間は自由に変更していただいて構いません。

☐ 趣旨説明：10 分
☐ 講義「認知的徒弟制の考え方と事例」：50 分
☐ グループ討議「新人時代に受けた優れた指導事例」：30 分
☐ グループ発表：20 分
☐ まとめ：10 分

　研修の趣旨を説明した後、本書の「第 2 章　経験学習を支援する認知
的徒弟制：理論」（▶ p.13）～「第 4 章　新人看護師を育てる」（▶ p.44）を
基に、認知的徒弟制の考え方や指導事例についての講義を行います。その
後、4～5 名のグループに分かれ、「新人時代に受けた優れた指導事例」を

1人5分程度で発表し、グループ内で共有します。この事例を事前課題としておけば、スムーズにグループ討議が進むでしょう。プリセプター用のワークシートを表8-1に載せておきますので、こちらに事例を記入するように指示してください。文言を変えれば、指導医用のワークシートとしても使えます。

　ワークシートの利点は、自分が受けた指導を振り返り、これからの指導に活かすことができる点です。自分自身の指導の方法は意識しづらいものですが、自分が「指導された経験」は記憶に残っていることが多く、応用もしやすいといえるでしょう。

　グループ討議において、各グループには、「全てのメンバーが事例を発表した後で、皆と共有したいベスト事例を1つ選んでください」と指示を出しておきましょう。グループ発表セッションでは、時間の許す範囲内で、それらのベスト事例を共有してください。

8.2 研修への応用②（管理者研修）

　管理者研修の一部に、認知的徒弟制の研修を組み込むこともできます。管理者研修の内容が多岐にわたる場合には、前項「8.1　研修への応用①（プリセプター研修・指導医研修）」で紹介した2時間のプログラムを以下の70分程度にコンパクト化した上で、実施することを勧めます。講義内容を絞り込んだり、グループの人数を3名程度にすることで、研修効果を維持しつつ、時間を短くすることが可能です。

　□ 趣旨説明：5分
　□ 講義「認知的徒弟制の考え方と事例」：30分
　□ グループ討議「新任管理者時代に受けた優れた指導事例」：20分
　□ グループ発表：10分
　□ まとめ：5分

表 8-1 | 事前課題ワークシート（プリセプター研修用）

左の項目を参考に、具体的にあなたがプリセプターから受けた指導を右の欄にご記入ください（全ての項目に当てはまらなくても結構です）

❶ モデル提示（手本の提示と観察の機会）

- 異なる業務・課題をどのように行うべきかを示してくれた
- 業務・課題を行いながら、何が重要で、なぜ重要かを説明してくれた
- 業務・課題を行っているところを観察する十分な機会を与えてくれた
- 私にとってのロールモデル（手本）であった

❷ 観察と助言（見守りと指導）

- 私が業務・課題を行っているのを見てくれた
- 私が業務・課題を実施中・実施後に、建設的で具体的なフィードバックをくれた
- 私が指導を受けている期間（ローテーションしている間）、建設的で具体的なフィードバックをくれた
- 改善が必要な仕事の仕方について、より詳しく教えてくれた

❸ 足場づくり（経験・能力に合わせた段階的な指導）

- 私の経験や能力に合わせて教え方を調整してくれた
- 私の経験や能力にふさわしい業務・課題に取り組ませてくれた
- 業務・課題実施中に私が困ったときには支援してくれた
- 私が一人立ちできるように徐々に指導を少なくしてくれた

❹ 言語化サポート（質問による言語化の促し）

- 私の考えや論点を説明するように促してくれた
- 私の知識やスキルの不十分な点を注意してくれた
- 私の理解を深めるために質問をしてくれた
- 私の理解を深めるために、私が質問できるようにしてくれた

❺ 内省サポート（看護ケアの振り返りの促し）

- 私の強みや弱みについて考えるように促してくれた
- 私の強みや弱みを改善する方法を考えるように促してくれた
- 私のやり方とベテラン看護師（ベテラン）のやり方を比較するように促してくれた
- 看護師（医師）という職業について内省するように促してくれた

❻ 挑戦サポート（自立とさらなる目標達成の促し）

- 私自身の目標を立てるように促してくれた
- 私自身の目標を達成できるように促してくれた
- 新しい業務・課題や新しい可能性を探求するように励ましてくれた
- 私の可能性を広げるように励ましてくれた

なお、表 8-1 の事前課題ワークシートは、必要に応じて「プリセプター」を「副看護師長」「看護師長」「指導医」「上級医」に変更してください。

8.3 職場の勉強会・ワークショップ

参加者の対象を広げ、もう少し手軽に学びたい場合には、勉強会やワークショップを開くことをお勧めします。その際、事前に本書を読んで内容を理解してもらい、表 8-1 のワークシートに自身が受けた指導を記入することを指示しておくとよいでしょう。

なお、課題としては「過去に受けた優れた指導」だけでなく、「現在、自分が試みている指導内容」を認知的徒弟制の 6 ステップごとに記入・発表することで、指導上の悩みについて話し合ったり、アドバイスをし合うことができます。この場合は、表 8-1 のワークシートの「プリセプターから受けた指導」は「あなたが実施している指導」に変えてください。

8.4 質問紙調査による実態把握

職場における「認知的徒弟制による指導の実態」を把握するためには、「第 3 章 認知的徒弟制の現状と有効性」で紹介したような質問紙調査（▶ p.31、表 3-1）を実施することが有効です。表 8-2 は、2 年目看護師に対して実施した「プリセプターの指導」についての質問票です。

この質問票では、新人看護師時代に、プリセプターからどのような指導を受けたかを 5 段階で聞いています（全くその通り⑤⇔①全く違う）。明記こそしていませんが、質問は、上から「❶モデル提示」「❷観察と助言」「❸足場づくり」「❹言語化サポート」「❺内省サポート」「❻挑戦サポート」のカテゴリで各 4 問ずつ並んでいます。

6 つの指導タイプごとに平均スコアを出すことで、職場において、認知

表8-2 | 認知的徒弟制の質問票（プリセプターの指導を測定する質問）

Q1 指導内容について

以下では、あなたを担当するプリセプターから「どのような指導を受けたか」をお伺いいたします。以下の質問がどの程度当てはまるかについて、5（全くその通り）から1（全く違う）のいずれかの番号をご記入ください。

	全く その通り	その通り	どちらとも いえない	違う	全く違う	回答欄
異なる課題（業務）をどのように行うべきかを示してくれた	5	4	3	2	1	
課題（業務）を行いながら、何が重要で、なぜ重要かを説明してくれた	5	4	3	2	1	
課題（業務）を行っているところを観察する十分な機会を与えてくれた	5	4	3	2	1	
私にとってのロールモデル（手本）であった	5	4	3	2	1	
私が課題（業務）を行っているのを見てくれた	5	4	3	2	1	
私が課題（業務）を実施中・実施後に、建設的で具体的なフィードバックをくれた	5	4	3	2	1	
私が指導を受けている期間、建設的で具体的なフィードバックをくれた	5	4	3	2	1	
改善が必要な仕事の仕方について、より詳しく教えてくれた	5	4	3	2	1	
私の経験や能力に合わせて教え方を調整してくれた	5	4	3	2	1	
私の経験や能力にふさわしい課題（業務）に取り組ませてくれた	5	4	3	2	1	
課題（業務）実施中に私が困ったときには支援してくれた	5	4	3	2	1	
私が一人立ちできるように徐々に指導を少なくしてくれた	5	4	3	2	1	
私の考えや論点を説明するように促してくれた	5	4	3	2	1	
私の知識やスキルの不十分な点を注意してくれた	5	4	3	2	1	

私の理解を深めるために質問をしてくれた	5	4	3	2	1
私の理解を深めるために、私が質問できるようにしてくれた	5	4	3	2	1
私の強みや弱みについて考えるように促してくれた	5	4	3	2	1
私の強みや弱みを改善する方法を考えるように促してくれた	5	4	3	2	1
私のやり方と先輩看護師のやり方を比較するように促してくれた	5	4	3	2	1
看護師という職業について内省するように促してくれた	5	4	3	2	1
私自身の目標を立てるように促してくれた	5	4	3	2	1
私自身の目標を達成できるように促してくれた	5	4	3	2	1
新しい課題（業務）や可能性を探求するように励ましてくれた	5	4	3	2	1
私の可能性を広げるように励ましてくれた	5	4	3	2	1

Q2 指導の有効性について

上記の指導は、あなたが看護師として成長する上で、どの程度有効だったと思いますか。
当てはまる番号に〇をおつけください。

とても有効だった	有効だった	どちらともいえない	有効ではなかった	全く有効ではなかった	回答欄
5	4	3	2	1	

上記の指導を受けた結果、あなたは看護師として、どの程度成長しましたか。
当てはまる番号に〇をおつけください。

大きく成長できた	成長できた	どちらともいえない	あまり成長できなかった	全く成長できなかった	回答欄
5	4	3	2	1	

的徒弟制による指導の現状を数値で把握できます。棒グラフ等で比較すると、どのタイプの指導が強いか・弱いかがわかるでしょう（▶ p.45、図4-1）。また、Q2 として、「受けた指導がどの程度有効であったか」「指導を受けた結果、どの程度成長したと感じたか」もたずねていますが、これによって「指導の有効性」や「自己成長感」を測定できます。

　図8-2 の質問票は、「プリセプター」を、「副看護師長」「看護師長」「指導医」に変えることで、さまざまなレベルにおける指導実態を把握するために使用できます。各種研修や勉強会、ワークショップと組み合わせて、定期的に調査を実施し、職場における指導の改善度合いを確認してみてください。

8.5　優れた指導事例の共有：発表会・データベース化

　前項の質問紙調査を実施すると、評価の高い指導者を特定することができます。評価の高い指導者が特定できたら、その次のステップは、優れた指導者がどのように指導しているかについて、具体的な事例を共有することです。図7-1（▶ p.97）に示した指導方法は、認知的徒弟制のガイドラインにすぎません。その実施方法にはさまざまなバリエーションがあります。多様な事例を共有し、「育て方のひきだし」を増やしましょう。職場内で「有効な指導方法」を共有し、「集合知」として定着させることで、人を育てる文化を醸成することができます。

　共有の方法として最も簡単なのは、評価の高い指導者に、自身の指導方法を発表してもらうことです。その際、「第4章　新人看護師を育てる」や「第5章　新任副看護師長を育てる」の冒頭で紹介（▶ p.60、62）したように、「指導する側」と「指導される側」がペアとなり、プレゼンテーションすることが有効です。口頭だけでなく、パワーポイント・ファイルに指導内容を文書化した上で発表することによって、聞き手の理解度が深まります。

　次に勧めたいことは、文書化した事例を「事例集」としてまとめたり、コンピューター上でデータベース化し、誰でも検索・閲覧できるようにすることです。第 4 章・第 5 章で紹介した事例の記述方法（6 ステップごとに具体例をまとめる、▶ p.48、63）を参照してください。また、発表会の様子を録画し、視聴できるようにすれば、さらにレベルの高い事例共有体制を築くことができるでしょう。各種研修や勉強会、ワークショップで出された指導事例も同様に記録として残し、データベース化することで、効率的に事例を共有することができます。

8.6 　おわりに

　本章で説明した応用例は、「実践メニュー」のようなものです。全て実施するのではなく、できるところから始めてみてください。本書を読んでいるあなたが教育担当者であれば、「研修の一部に組み込む」ことがやりやすいかもしれませんし、スタッフの方であれば、仲間同士が集まり「勉強会・ワークショップ」を開いてみるのもよいでしょう。副部長・部長クラスであれば、複数のメニューを実践することが可能かもしれません。また、本章で紹介した以外の方法もたくさんあるかと思います。医療現場における高度な人材を育成する上で、本書が少しでも役立てば幸いです。

引用・参考文献

第 1 章 | 経験学習を支援する認知的徒弟制：概要

1) Lombardo, M.M., and Eichinger,R.W. (2010). *The Career Architect: Development Planner, 5th ed.* Lominger International.

2) 松尾睦（編著）(2018). 医療プロフェッショナルの経験学習．同文舘出版．

3) Kolb, D.A. (1984). *Experiential learning : Experience as the source of learning and development*. Prentice Hall.

4) Brown, J.S., Collins, A., and Duguid, P. (1989). Situated cognition and the culture of learning. *Educational researcher*, 18(1), 32-42.

5) Collins, A. (2006). Cognitive Apprenticeship. In Sawyer., R.K. (Ed.), *The Cambridge handbook of the learning sciences* (pp. 47-60). Cambridge University Press.

6) Collins, A., Brown, J.S., and Newman, S.E. (1987). Cognitive apprenticeship : Teaching the craft of reading, writing, and mathematics. *Technical Report*, No. 403.

7) Collins, A., Brown, J.S., and Newman, S.E. (1989). Cognitive apprenticeship : Teaching the craft of reading, writing and mathematics. In Resnick, L.B. (Ed.). *Knowing, learning and instruction : Essays in honor of Robert Glaser* (pp. 453-494). Erlbaum Associates, Inc.

8) Collins, A., Brown, J.S., and Holum, A. (1991). Cognitive apprenticeship : Making thinking visible. *American Educator*, 15(3), 6-11.

9) Brown, J.S., and Duguid, P. (1991). Organizational learning and communities-of-practice : Toward a unified view of working, learning, and innovation. *Organization Science*, 2(1), 40-57.

10) Järvelä, S. (1998). Socioemotional aspects of students' learning in a cognitive-apprenticeship environment. *Instructional Science*, 26(6), 439-472.

11) Lave, J., and Wenger, E. (1991) *Situated Learning : Legitimate Peripheral Participation*. Cambridge University Press. （佐伯胖訳 [1993]. 状況に埋め込まれた認知：正統的周辺参加．産業図書）

12) Dreyfus, S.E. (1983). How expert managers tend to let the gut lead the brain. *Management Review*, 72, 56-61.

第 2 章 | 経験学習を支援する認知的徒弟制：理論

1) Ayentimi, D.T., Burgess, J., and Dayaram, K. (2018). Skilled labour shortage : a qualitative study of Ghana's training and apprenticeship system. *Human Resource Development International*, 21(5), 406-424.

2) Antal, A.B., Debucquet, G., and Frémeaux, S. (2019) .When top management leadership matters : Insights from artistic interventions. *Journal of Management Inquiry*, 28(4), 441-457.

3) Beane, M. (2019). Shadow learning : Building robotic surgical skill when approved means fail. *Administrative Science Quarterly*, 64(1), 87-123.

4) Coget, J., and Keller, E. (2010). The critical decision vortex : Lessons from the emergency room. *Journal of Management Inquiry*, 19(1), 56-67.

5) Collins, A., Brown, J.S., and Newman, S.E. (1987). Cognitive apprenticeship : Teaching the craft of reading, writing, and mathematics. *Technical Report*, No. 403.

6) Collins, A., Brown, J.S., and Holum, A. (1991). Cognitive apprenticeship : Making thinking visible. *American Educator*, 15(3), 6-11.

7) Kolb, D.A. (1984). *Experiential learning: Experience as the source of learning and development*. Prentice Hall.

8) Brown, J.S., Collins, A., and Duguid, P. (1989). Situated cognition and the culture of learning. *Educational researcher*, 18(1), 32-42.

9) Järvelä, S. (1998). Socioemotional aspects of students' learning in a cognitive-apprenticeship environment. *Instructional Science*, 26(6), 439-472.

10) Carter, M. (1990). The idea of expertise: An exploration of cognitive and social dimensions of writing. *College Composition and Communication*, 41(3), 265-286.

11) Ding, H. (2008). The use of cognitive and social apprenticeship to teach a disciplinary Genre: Initiation of graduate students into NIH grant writing. *Written Communication*, 25(1), 3-52.

12) Greer, D.A., Cathcart, A., and Neale, L. (2016). Helping doctoral students teach: Transitioning to early career academia through cognitive apprenticeship. *Higher Education Research & Development*, 35(4), 712-726.

13) Hennessy, S. (1993).Situated cognition and cognitive apprenticeship: Implications for classroom learning. *Studies in Science Education*, 22(1), 1-41.

14) Houde, J. (2007).Analogically situated experiences: Creating insight through novel contexts. *Academy of Management Learning & Education*, 6(3), 321-331.

15) 松本雄一 (2019). 実践共同体の学習 . 白桃書房 .

16) Enkenberg, J. (1994). Situated programming in a legologo environment. *Computers & Education*, 22(1-2), 119-128.

17) Lee, C.D. (1995). A culturally based cognitive apprenticeship: Teaching African American high school students skills in literary interpretation. *Reading Research Quarterly*, 30(4), 608-630.

18) Dennen, V.P. (2004). Cognitive Apprenticeship in Educational Practice: Research on Scaffolding, Modeling, Mentoring, and Coaching as Instructional Strategies. In Jonassen., D. H. (Ed.), *Handbook of research on educational communications and technology* (pp. 813-828). Lawrence Erlbaum Associates Publishers.

19) Lee, Y.J. (2011). Empowering teachers to create educational software: A constructivist approach utilizing Etoys, pair programming and cognitive apprenticeship. *Computers & Education*, 56(2), 527-538.

20) Darabi, A.A. (2005). Application of cognitive apprenticeship model to a graduate course in performance systems analysis: A case study. *Educational Technology Research and Development*, 53(1), 49-61.

21) de Bruijn, H.F.M. (1995). Cognitive apprenticeship in a CAL-environment for functionally illiterate adults. *Instructional Science*, 23(4), 221-241.

22) Casey, C. (1996). Incorporating cognitive apprenticeship in multi-media. *Educational Technology Research and Development*, 44(1), 71-84.

23) Rojewski, J.W., and Schell, J.W. (1996). Cognitive apprenticeship for learners with special needs: An alternate framework for teaching and learning. *Remedial and Special Education*, 15(4), 234-243.

24) Ellinger, A.D., and Bostrom, R.P. (1999). Managerial coaching behaviors in learning organizations. *Journal of Management Development*, 18(9), 752-771.

25) Ellinger, A.D., Ellinger, A.E., and Keller, S.B. (2003). Supervisory coaching behavior, employee satisfaction, and warehouse employee performance: A dyadic perspective in the distribution industry. *Human Resource Development Quarterly*, 14(4), 435-458.

26) Liu, M. (1998). A study of engaging high-school students as multimedia designers in a cognitive apprenticeship-style learning environment. *Computers in Human Behavior*,14(3), 387-415.

27) Putica, K., and Trivic, D.D. (2016) . Cognitive apprenticeship as a vehicle for enhancing the understanding and functionalization of organic chemistry knowledge. *Chemistry Education Research and Practice*, 17(1), 172-196.

28) Roth, W., and Bowen, G.M. (1995). Knowing and interacting: A study of culture, practices, and resources in a Grade 8 open-inquiry science classroom guided by a cognitive apprenticeship metaphor. *Cognition and Instruction*, 13(1), 73-128.

29) Tsai, C.Y., Jack, B.M., Huang, T.C., and Yang, J.T. (2012). Using the cognitive apprenticeship web-based argumentation system to improve argumentation instruction. *Journal of Science Education and Technology*, 21(4), 476-486.

30) Charney, J., Hmelo-Silver, C.E., Sofer, W., Neigeborn, L., Coletta, S., and Nemeroff, M. (2007). Cognitive apprenticeship in science through immersion in laboratory practices. *International Journal of Science Education*, 29(2), 195-213.

31) Exter, M.E., and Ashby, I. (2019). Using cognitive apprenticeship to enculturate new students into a qualitative research. *The Qualitative Report*, 24(4), 873-886.

32) Dichey, M.D. (2008). Integrating cognitive apprenticeship methods in a Web-based educational technology course for P-12 teacher education. *Computers & Education*, 51(2), 506-518.

33) Hosenfeld, C., Cavour, I., and Bonk, D. (1996). Adapting a cognitive apprenticeship method to foreign language classrooms. *Foreign Language Annals*, 29(4), 588-596.

34) Kopcha, T.J., and Alger, C. (2014). Student teacher communication and performance during a clinical experience supported by a technology-enhanced cognitive apprenticeship. *Computers & Education*, 72(1), 48-58.

35) Liu, T. (2005). Web-based cognitive apprenticeship model for improving pre-service teachers' performances and attitudes towards instructional planning: Design and field experiment. *Educational Technology & Society*, 8(2), 136-149.

36) Peters-Burton, E.E., Merz, S.A.,Ramirez, E.M., and Saroughi, M.(2015) . The effect of cognitive apprenticeship-based professional development on teacher self-efficacy of science teaching, motivation, knowledge calibration, and perceptions of inquiry teaching. *Journal of Science Teacher Education*, 26(6), 525-548.

37) Collins, A. (2006). Cognitive Apprenticeship. In Sawyer., R. K. (Ed.), *The Cambridge handbook of the learning sciences* (pp. 47-60). Cambridge University Press.

38) Saadati, F., Tarmizi, R. A., Ayub, M. A. F., and Abu Bakar, B. K. (2015). Effect of internet-based cognitive apprenticeship model (i-CAM) on statistics learning among postgraduate students. *PLoS ONE*, 10(7): e0129938.

39) De La Paz, S., Monte-Sano, C., Felton, M., Croninger, R., Jackson, C., and Piantedosi, K.W. (2017). A historical writing apprenticeship for adolescents: Integrating disciplinary learning with cognitive strategies. *Reading Research Quarterly*, 52(1), 31-52.

40) Tompkins, E.K. (2016). Application of cognitive apprenticeship model (CA) to library instruction. *College & Undergraduate Libraries*, 23(1), 1-15.

41) Butler, B.A., Butler, C.M., and Peabody, T.D. (2019). Cognitive apprenticeship in orthopaedic surgery : Updating a classic educational model. *Journal of Surgical Education*, 76(4), 931-935.

42）Lyons, K., McLaughlin, J.E., Khanova, J., and Roth, M.T. (2017). Cognitive apprenticeship in health sciences education : A qualitative review. *Advances in Health Sciences Education*, 22(3), 723-739.

43）Merritt, C., Daniel, M., Munzer, B.W., Nocera, M., Ross, J.C., and Santen, S.A. (2017). A cognitive apprenticeship-based faculty development intervention for emergency medicine educators. *Western Journal of Emergency Medicine*, 19(1), 198-204.

44）Lai, C., and Yen, Y. (2018). Using mobile devices to support cognitive apprenticeship in clinical nursing practice : A case study. *Interactive Technology and Smart Education*, 15(4), 348-362.

45）Wu, P., Hwang, G., Su, L., and Huang, Y. (2012). A context-aware mobile learning system for supporting cognitive apprenticeships in nursing skills training. *Educational Technology & Society*, 15(1), 223-236.

46）Sadhuwong, K., Koraneekij, P., and Natakuatoong, O. (2017). Effects of a blended learning model integrating situated multimedia lessons and cognitive apprenticeship method on the clinical reasoning skills of nursing students. *Journal of Health Research*, 30(6), 421-431.

47）Wooley, N. N., and Jarvis, Y. (2007). Situated cognition and cognitive apprenticeship : A model for teaching and learning clinical skills in a technologically rich and authentic learning environment. *Nurse Education Today*, 27(1), 73-79.

48）Stalmeijer, R.E., Dolmans, D.H.J.M., Wolfhagen, I.H.A.P., and Scherpbier, A.J.J.A. (2009). Cognitive apprenticeship in clinical practice : Can it stimulate learning in the opinion of students? *Advances in Health Science Education*, 14(4), 535-546.

49）O'Connor, E. (2019). Cognitive apprenticeship in the ICU : Ward round activities to enhance student learning. *Medical Teacher*, 41(1), 116.

50）Lim-Dunham, J.E., Ensminger, D.C., McNulty, J.A., Hoyt, A.E., and Chandrasekhar, A.J. (2016). A vertically integrated online radiology curriculum developed as a cognitive apprenticeship : impact on student performance and learning. *Academic Radiology*, 23(2), 252-261.

51）Stalmeijer, R.E., Dolmans, D.H.J.M., Wolfhagen, I.H.A.P., Muijtjens, A.M.M., and Scherpbier, A.J.J.A.(2008). The development of an instrument for evaluating clinical teachers : involving stakeholders to determine content validity. *Medical Teacher*, 30(8), e272-277.

52）Stalmeijer, R.E., Dolmans, D.H.J.M., Wolfhagen, I.H.A.P., Muijtjens, A.M.M., and Scherpbier, A.J.J.A. (2010). The Maastricht clinical teaching questionnaire (MCTQ) as a valid and reliable instrument for the evaluation of clinical teachers. *Academic Medicine*, 85(11), 1732-1738.

53）Boerboom, T.B.B., Mainhard, T., Dolmans, D.H.J.M., Scherpbier, A.J.J.A., van Beukelen, P., and Jaarsma, A.D.C. (2012). Evaluating clinical teachers with the Maastricht clinical teaching questionnaire : How much 'teacher' is in student ratings ? *Medical Teacher*, 34(4), 320-326.

54）Stalmeijer, R.E., Dolmans, D.H.J.M., Snellen-Balendong, H.A.M., van Santen-Hoeufft, M., Wolfhagen, I.H.A.P., and Scherpbier, A.J.J.A. (2013). Clinical teaching based on principles of cognitive apprenticeship : Views of experienced clinical teachers. *Academic Medicine*, 88(6), 861-865.

55）Shaddel, F., Ghazirad, M., O'Leary, D., Quinlan, K.M., Hafferty, J., and Bajorek, T. (2016). Cognitive apprenticeship in clinical practice ; Can it be extended to postgraduate psychiatry training programmes? *Mathews Journal of Psychiatry*, 1(2), 1-3.

56) Pimmer, C., Pachler, N., Nierle, J., and Genewein, U. (2012). Learning through inter- and intradisciplinary problem solving : using cognitive apprenticeship to analyse doctor-to-doctor consultation. *Advances in Health Sciences Education,* 17(5), 759-778.

第 3 章│認知的徒弟制の現状と有効性

1) Stalmeijer, R.E., Dolmans, D.H.J.M., Wolfhagen, I.H.A.P., Muijtjens, A.M.M., and Scherpbier, A.J.J.A. (2008). The development of an instrument for evaluating clinical teachers : involving stakeholders to determine content validity. *Medical Teacher,* 30(8), e272-277.

第 4 章│新人看護師を育てる

1) Dreyfus, S.E. (1983). How expert managers tend to let the gut lead the brain. *Management Review,* 72, 56-61.

第 5 章│新任副看護師長を育てる

1) Dreyfus, S.E. (1983). How expert managers tend to let the gut lead the brain. *Management Review,* 72, 56-61.

第 6 章│医師を育てる

1) Dreyfus, S.E. (1983). How expert managers tend to let the gut lead the brain. *Management Review,* 72, 56-61.

2) Strauss, A., and Corbin, J. (1998). *Basics of Qualitative Research : Techniques and Procedures for Developing Grounded Theory.* Sage Publications, Inc.

　冒頭に引用した聖書の一節「導く人がなければ、どうしてわかりましょう」（新約聖書［新改訳］使徒の働き8章31）は、指導の大切さが伝わってくる言葉です。しかし、「どのように導けばよいのか」「経験からの学びをいかに支援すればよいのか」については、さまざまな考え方やモデルがあるため、迷ってしまうのも事実です。そこで、私たちは「実践における導き方のエッセンス」が凝縮されている「認知的徒弟制」の6ステップに着目し、この迷いを解消したいと思いました。どのように部下や後輩を指導すればよいか悩んでいる方々に、本書が何らかのヒントを提供できたのならば幸いです。

　出版のきっかけは、著者の1人である築部卓郎氏による博士論文「認知的徒弟制と心臓外科医の熟達プロセスに関する研究」にあります。すでに医学博士であった築部氏ですが、2020年に北海道大学大学院経済学院博士後期課程を修了し、博士（経営学）を取得されました。この博士論文の一部をコンパクト化し、「第2章　経験学習を支援する認知的徒弟制：理論」「第3章　認知的徒弟制の現状と有効性」「第6章　医師を育てる」に収めました。さらに、看護師を対象とした質問紙調査およびインタビュー調査を実施し、その内容を盛り込んで完成したのが本書です。追加調査においては、北海道大学病院の看護部、および札幌医科大学附属病院看護部の小野寺美希子氏にご協力いただきました。編集においては、株式会社医学書院の染谷美有紀氏から多大な支援をいただきました。記して感謝申し上げます。

2023年1月

著者を代表して

松尾　睦

索引

著者略歴

松尾睦 | Makoto Matsuo

青山学院大学経営学部教授
北海道大学名誉教授

小樽商科大学商学部卒業。北海道大学大学院文学研究科行動科学専攻修士課程および東京工業大学大学院社会理工学研究科人間行動システム専攻博士課程修了。博士（学術）。英国ランカスター大学にて Ph. D. (Management Learning) 取得。

岡山商科大学商学部助教授、小樽商科大学大学院商学研究科教授、神戸大学大学院経営学研究科教授、北海道大学大学院経済学研究院教授を経て、2023 年より現職。

主な著書に、『経験からの学習：プロフェッショナルへの成長プロセス』（同文舘出版）、『職場が生きる 人が育つ「経験学習入門」』（ダイヤモンド社）、『学習する病院組織：患者志向の構造化とリーダーシップ』（同文舘出版）、『成長する管理職：優れたマネジャーはいかに経験から学んでいるのか』（東洋経済新報社）、『医療プロフェッショナルの経験学習』（同文舘出版）、『部下の強みを引き出す経験学習リーダーシップ』（ダイヤモンド社）、『仕事のアンラーニング：働き方を学びほぐす』（同文舘出版）、『Unlearning at Work: Insights for Organizations』（Springer）など。

築部卓郎 | Takuro Tsukube

神戸赤十字病院副院長・心臓血管外科部長
神戸大学医学部臨床教授、神戸大学経営学研究科非常勤講師、
大阪歯科大学医療保健人材管理学非常勤講師

医師免許（日本ならびに米国）取得。

神戸大学医学部卒業。神戸大学大学院医学系研究科博士課程修了。博士（医学）。神戸大学大学院経営学研究科修士課程修了。修士（経営学）。北海道大学大学院経済学研究院博士後期課程修了。博士（経営学）取得。

神戸大学医学部第2外科、Harvard Medical School、New England Deaconess Hospital リサーチフェロー（心臓胸部外科）、Harvard Medical School、Beth Israel Deaconess Medical Center クリニカルフェロー（心臓胸部外科）、神戸赤十字病院／兵庫県災害医療センター心臓血管外科部長などを経て、2021 年より現職。

心臓血管外科専門医、日本胸部外科学会専門医・指導医・評議員、日本循環器学会専門医、日本外科学会認定医・指導医、日本心臓血管外科学会評議員・国際会員、米国心臓協会フェロー。

心臓血管外科手術および translational research を行う外科医であるとともに、神戸大学経営学部 MBA プログラムならびに大阪歯科大学大学院博士課程で「病院の人的資源管理」の講義を担当している。